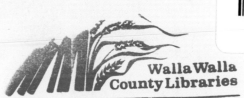
THALIA:
¡BELLEZA!

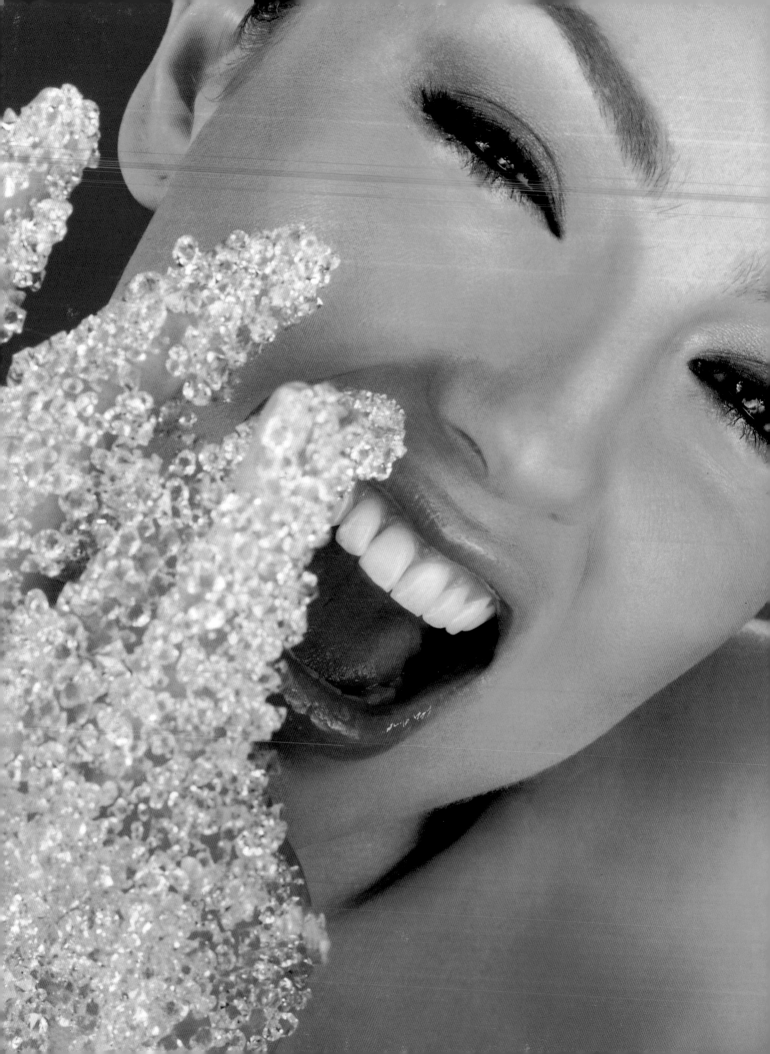

THALIA: ¡BELLEZA!

Lecciones sobre el brillo labial y la felicidad

POR THALIA

CON BELÉN ARANDA-ALVARADO

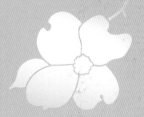

CHRONICLE BOOKS

SAN FRANCISCO

Disponible en Library of Congress Cataloging-in-Publication Data.

ISBN-13: 978-0-8118-6217-2
ISBN-10: 0-8118-6217-8

Hecho en China
Diseñado por Sugar
Directora creativa: Joanne Oriti
Traducido por Sandra Rubio García
Texto compuesto por tipología A-P-E Internacional

Distribuido en Canadá por Raincoast Books
9050 Shaughnessy Street
Vancouver, British Columbia V6P 6E5

10 9 8 7 6 5 4 3 2 1

Chronicle Books LLC
680 Second Street
San Francisco, California 94107
www.chroniclebooks.com

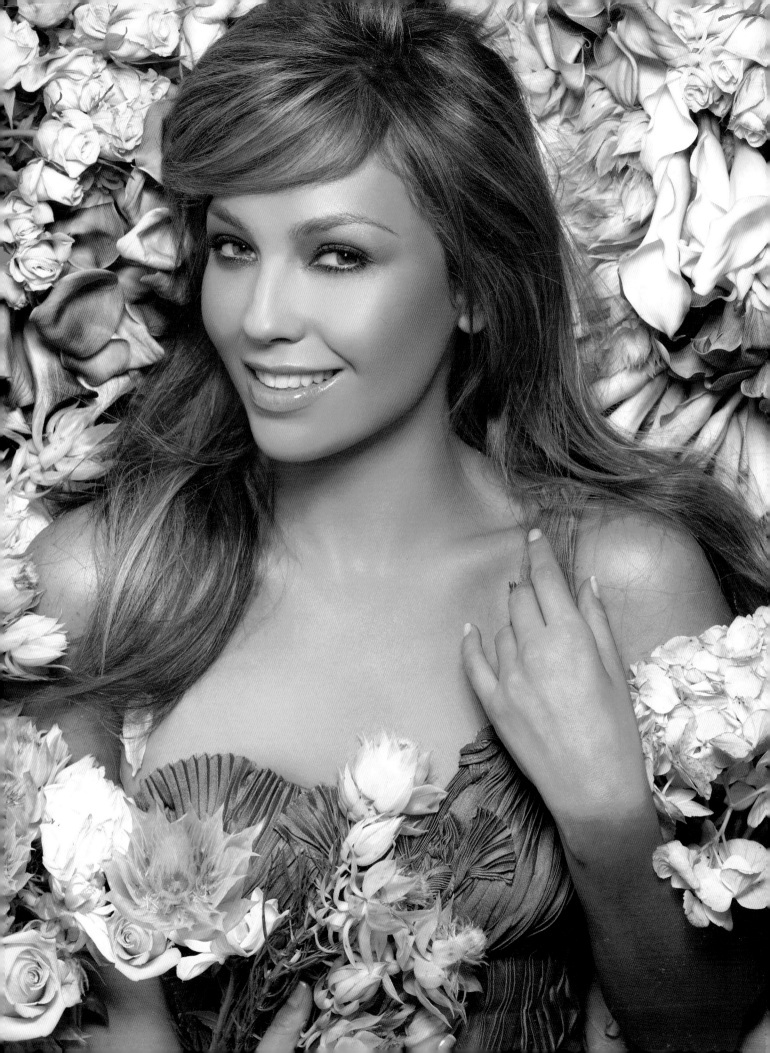

índice de contenidos

Mi primer modelo de belleza fue mi abuela. Además de ser divertida, vivaz y más lista que un lince, fue la primera persona que me enseñó a cuidar de mí misma, a mimar mi piel y a oler de maravilla. Uno de los primeros recuerdos de mi infancia es mi abuelita corriendo detrás de mí, después del baño, con la borla en la mano para echarme el polvo de talco perfumado en las pompis.

Desde mis primeros pasos hasta mis últimos videos, presentaciones y conciertos, no te quepa la menor duda de que he aprendido alguna cosilla que otra sobre maquillaje, el cuidado del cabello y el mundo de la moda. Pero mucho más importante para mí es lo mucho que he aprendido sobre cómo verme fabulosa, sacar "lo mejor de mí misma" y quererme lo suficiente como para tener la confianza necesaria para saber lo que me favorece y lo que no.

Mis seguidores me vieron crecer desde que era esa chica con aparatos en los dientes, acné y demasiado maquillaje, hasta la mujer "jet set" que soy hoy. Ahora, en mis treinta, estoy mejor que nunca. Este libro es una guía para ayudarte a sentirte mejor. Expresa tu belleza utilizando todas las herramientas a tu disposición, ya sea un rímel o una actitud valiente frente a la vida. ¡Viva la vida y vívela bella! ¡Órale!

prólogo

La belleza latina es muy particular. Con esto no sugiero que sólo exista un tipo de belleza. Sé que nosotras, las mujeres latinas, somos de diferentes colores, formas y tamaños. Venimos de países diferentes, y estamos muy orgullosas de nuestro país. Nos crían de forma parecida y tenemos culturas similares. Estoy orgullosa de ser una mujer latina. A pesar de tener nuestras características personales, creo que también tenemos mucho en común. Cuando pienso en la belleza latina pienso en mujeres sexy, femeninas, fuertes y maternales. ¡Apoyamos, amamos y coqueteamos con nuestros hombres como nadie! Pero, igual que nos gusta ser sensuales y seductoras, no hay nada como el lazo que nos une a nuestras madres, hermanas y amigas. Las chicas latinas se apoyan unas a otras. Nos gusta hablar de cualquier tema. Compartimos nuestras inseguridades, alegrías, penas y, lo más importante de todo, nuestros secretos de belleza.

Cuando pienso en la belleza latina, yo, (como muchos), pienso en Thalia. Conocí a Thalia hace años. Estaba hablando por teléfono con una amiga común y le pregunté: "¿Con quién hablas?", y me dijo: "con Thalia." Así, sin apellido. Aunque nunca la había conocido, en seguida dije: "La adoro, dile hola de mi parte". Y sin perder ni un segundo, Thalia dijo: "¿Daisy? ¡Que se ponga!". Así que, ahí estaba yo, con una de las chicas más encantadoras, dulces, genuinas y fabulosas que jamás he conocido. Era como si nos conociéramos desde hacía años. Hasta que no colgué el teléfono no me di cuenta de que ¡además es una gran superestrella internacional! Y además, viene de una familia de mujeres con pedigrí y carácter… su mamá, sus hermanas: todas son inmensos generadores de energía. Así que, ¿quién mejor para compartir tus secretos?

Como mujer latina, conozco (bueno, me han enseñado) la importancia de sentirte bella y ser femenina. Yo también pasé por fases difíciles intentando encontrarme a mí misma. Nací en Cuba, pero vine a este país desde España cuando tenía 8 años. No hablaba inglés y, como mi acento castellano era tan fuerte, las chicas latinas de mi escuela no me entendían. No ha sido fácil encontrar mi imagen. Nuestra sociedad está llena de prejuicios que nos dictan cómo debemos lucir, qué comer, qué sentir, incluso quiénes debemos ser… es muy fácil sentirse menos que perfecta. Por eso me encanta lo que Thalia ofrece en este fantástico libro. No sólo te muestra cómo lograr unas pestañas fabulosas o unas mejillas angelicales, sino que te enseña a trabajar con lo que te dio la madre naturaleza. Es lo suficientemente generosa como para mostrar fotos de sus momentos menos glamorosos (sí, incluso ella los tiene) y de los más importantes de su vida. También les da cambios de imagen a sus amigas y familiares y comparte los trucos de belleza de los mejores profesionales. En este libro, te guiará desde cómo aplicar el maquillaje hasta cómo encontrar el equilibrio entre el cuerpo y el alma.

Thalia es una verdadera inspiración para todas aquellas de nosotras en la búsqueda interminable de la belleza interior y exterior.

— Daisy Fuentes

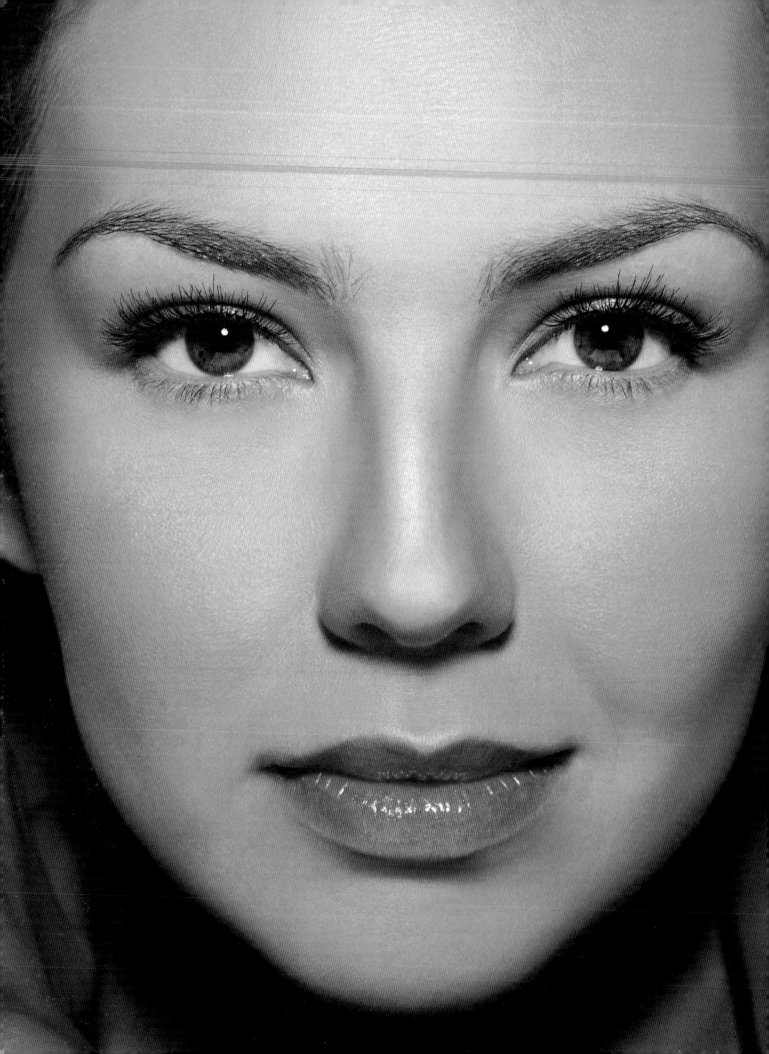

radiante

LO ESENCIAL PARA EL CUIDADO DE LA PIEL

Cuando tenía quince años, me pasaron dos cosas

importantes: me convertí en la artista consentida de los adolescentes en México con el estreno de la telenovela titulada (de forma muy apropiada) Quinceañera, y comencé lo que se convertiría en una batalla eterna contra el acné. Me empezaron a salir erupciones que cubrían la frente, la nariz, la barbilla e incluso el tórax y la parte superior de los brazos: ¡y tengo las fotos que lo prueban!

Por supuesto, los cambios hormonales propios de la adolescencia pueden provocar la aparición del acné, pero yo estoy convencida de que mi lucha contra estas erupciones la provocó un maquillista cuando usó una brocha que no estaba lo suficientemente limpia. Desde entonces soy una fanática de la importancia de mantener tus brochas limpias (de hecho, soy una obsesiva de la limpieza en general; soy como un Howard Hughes a la mexicana).

Probé todos los productos del mercado para deshacerme del acné, o al menos para ocultarlo. Me cortaba el fleco para

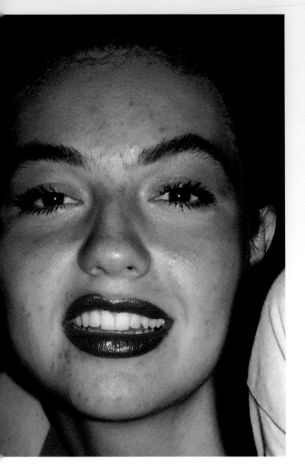

que cubriera mi frente de forma estratégica, lo que sólo empeoraba las cosas, ya que la grasa natural de los productos para el cabello exacerbaba mi acné. Compré todos los productos que caían en mis manos, y cuando no dieron resultado, empecé a usar Accutane, una medicina vía oral que sólo se puede comprar con receta. Normalmente, es el último recurso para gente con un acné persistente como el mío. Funcionó, pero aún así tuve que seguir un estricto régimen para el cuidado de la piel. Al final, aprendí a las malas que sólo existe un arma eficaz contra los problemas de la piel: una rutina de belleza que se ajuste específicamente a tu tipo de cutis.

¿cuál es tu tipo de piel?

Los tipos de piel varían con los años, según tu estilo de vida y tu edad. Yo he tenido casi todos los tipos posibles. Cuando empecé a actuar en las telenovelas, tenía la piel grasa. La combinación de una gran cantidad maquillaje con las luces fuertes del estudio fue desastrosa: ¡era como si mi piel se estuviera cocinando bajo toda esa base, corrector y polvo facial! Con el tiempo, tras usar todos esos tratamientos para el acné, mi piel se resecó mucho. Ahora se ha normalizado, pero a veces me salen erupciones por sensibilidad extrema, especialmente alrededor de la nariz, donde tengo rosácea (un regalo de mi mamá). Las múltiples personalidades de mi piel son el resultado de mi agitado ritmo de vida, pero la mayoría de las mujeres tienen un tipo de piel general que sufre pequeños cambios según la estación del año. Esta lista te ayudará a determinar tu tipo de piel.

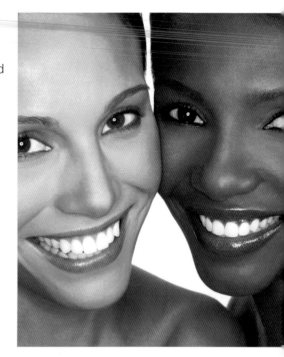

MIXTA Mejillas secas y zona T grasa (frente, nariz y barbilla), sin duda el tipo de piel más común.

GRASA Poros dilatados y un cutis que parece 'absorber' el maquillaje a las pocas horas de aplicarlo.

SECA Poros cerrados. El cutis se siente estirado al limpiarlo y es propenso a las manchas.

NORMAL Tono de piel parejo con enrojecimiento mínimo. No necesita hidratación intensiva.

SENSIBLE Tono disparejo y cutis irritable y con mínima tolerancia a la mayoría de los productos.

la rutina diaria

Lo mejor es encontrar el régimen de belleza ideal. Los elementos básicos de la rutina diaria son limpiar, tonificar, hidratar y proteger, lo que debes hacer por la mañana y por la noche. No tengas miedo de cambiar de rutina si ves que tu piel no responde como debería. El cambio de estación o de clima puede afectar en gran medida. Cuando me mudé de México a Nueva York tuve que cambiar por completo mi rutina, porque me había mudado de un lugar con dos estaciones al año a otro con cuatro estaciones.

La tabla de la página siguiente clasifica los tipos de productos que debes usar según tu tipo de piel.

tipo de piel

RUTINA DIARIA	MIXTA	GRASA	SECA	NORMAL	SENSIBLE
LIMPIAR	limpiador líquido suave	limpiador facial en gel	limpiador en crema	limpiador básico	limpiador sin fragancia
TONIFICAR	tónico equilibrante	astringente para eliminar impurezas	rocío hidratante o loción	tónico sin alcohol	evita este paso
HIDRATAR	loción hidratante básica	gel sin grasa a base de agua	fórmula en crema	loción e hidratante en uno	loción o crema sin fragancia
PROTEGER	gel ligero con factor solar 15 como mínimo	gel ligero sin grasa con factor solar 15 como mínimo	hidratante diario con factor solar 15 como mínimo	hidratante diario con factor solar 15 como mínimo	protector a base de óxido de zinc o titanio, con factor solar 15 como mínimo

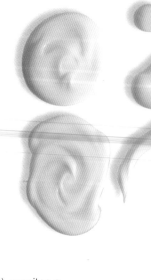

los pequeños detalles

Los pasos descritos en la tabla son los mínimos para mantener tu piel sana. A continuación podrás conocer pequeños detalles que causan una gran diferencia. Si los incorporas a tu rutina diaria, pasarás de tener un cutis sano a uno radiante.

La crema para los ojos debe hidratar y mimar la zona alrededor de los ojos. Yo prefiero fórmulas con vitamina C por sus propiedades antioxidantes.

La crema para eliminar el brillo es una bendición para las que tienen el cutis graso. Ayuda a mantener el maquillaje y atenúa el brillo de la nariz, la frente y la barbilla.

Las toallitas o papeles absorbentes absorben la grasa sin eliminar el maquillaje. También ayudan a retocarlo. Algunas toallitas tienen una capa fina de talco, para absorber la grasa y mantener un aspecto más fresco y parejo.

La loción aclarante, aplicada antes de tu crema hidratante, ayuda a eliminar las manchas, las áreas oscuras o la piel que ha sufrido daños causados por el sol, cambios hormonales fuertes (como el embarazo), granitos o picaduras de insectos. La única solución es una aplicación cotidiana en la zona específica con una loción aclarante que rectifique la pigmentación oscura. Los efectos serán permanentes en las manchas causadas por picaduras o granitos. Las zonas oscuras causadas por cambios hormonales pueden volver a aparecer periódicamente. Evita la exposición al sol durante el tratamiento o las manchas hormonales o solares volverán a aparecer.

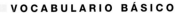

VOCABULARIO BÁSICO

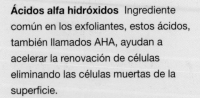

El lenguaje del cuidado de la piel es más sofisticado hoy en día. Aquí tienes algunos términos importantes que probablemente te encontrarás en los frascos y cajas de los productos que compres.

Ácidos alfa hidróxidos Ingrediente común en los exfoliantes, estos ácidos, también llamados AHA, ayudan a acelerar la renovación de células eliminando las células muertas de la superficie.

Antioxidantes Como única arma contra los radicales libres, los antioxidantes pueden mitigar las consecuencias de una prolongada exposición al sol. Los más comunes incluyen té verde y vitaminas E y C.

Ácido beta hidróxido Sólo hay un tipo: el ácido salicílico. Penetra en la grasa, lo que significa que puede ser eficaz para las pieles grasas.

Colágeno Una proteína presente en la piel, responsable de su elasticidad y fortaleza. A medida que envejecemos nuestra piel produce menos colágeno, lo que causa la aparición de las arrugas.

Radicales libres Estos abusones son nuestro peor enemigo porque aceleran el proceso de envejecimiento. Entre las fuentes de radicales libres se encuentran el tabaco y la luz ultravioleta, pero también los puede producir nuestro cuerpo de forma natural o la contaminación ambiental. Dañan la estructura de las células, que puede dar origen a la formación de cáncer.

Glicerina Ingrediente presente en muchos productos, la glicerina es un humectante, es decir, que atrae la humedad del medio ambiente.

Ácido glicólico Proviene de la caña de azúcar y las uvas. Penetra en la piel de forma eficaz y, en grandes dosis, es un ingrediente principal en las exfoliaciones químicas profesionales.

Ácido hialurónico Mantiene la piel hidratada al atraer y retener agua. Los productos para el cuidado de la piel lo usan porque "le da volumen" a la piel.

Pantenol El ingrediente más famoso de la vitamina B5, el pantenol se usa comúnmente en acondicionadores para el cabello porque es la única vitamina que puede absorber en realidad. En los productos para el cuidado de la piel, el pantenol es un emoliente eficaz que suaviza la piel.

Escualeno Presente en nuestro sebo natural (el aceite que segrega nuestra piel), el escualeno también se usa en cremas como hidratante intensivo y no irritante.

piel sensible

Yo pasé de tener una piel propensa al acné cuando era una adolescente a tener piel sensible de adulta, por lo que mi rutina para el cuidado de la piel ha sido más bien un proceso de búsqueda. Pero lo que no ha cambiado es el lado sensible de mi piel. Cada vez más mujeres descubren que su piel también se ha vuelto más sensible, porque o bien han abusado de los exfoliantes o ha sido a causa del medio ambiente. ¡Que el agujero de ozono se haga cada día más grande no ayuda precisamente! La piel sensible necesita, de hecho, atención especial. Estos consejos me ayudan a mí misma:

Usa sólo productos faciales **hipoalergénicos** y sin fragancia.

Usa limpiadores suavizantes y cremosos que puedas eliminar con un pañuelo en vez de con agua. Cuando el agua se evapora, deja la piel tirante y reseca.

Aplica crema con hidrocortisona antes de irte a la cama durante dos o tres días seguidos y notarás que baja la hinchazón, se atenúan las manchas enrojecidas y tu piel tiene un tono más parejo.

Usa un corrector opaco para cubrir las manchas rojas de la piel.

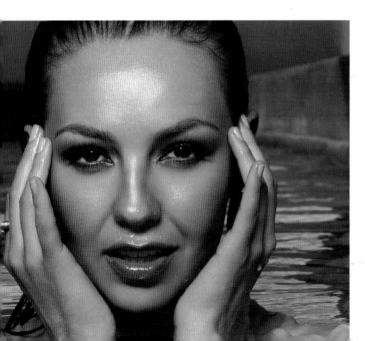

logra una piel hidratada

Gracias a todos los esteticistas y profesionales de gran talento con los que he trabajado, he aprendido que el cuidado de la piel es un arte, desde cómo te limpias la cara hasta cómo cuidas tus labios.

A menos que tengas una piel muy grasa, puedes evitar la limpieza de la mañana. Sólo tienes que enjuagarte la cara con agua. Si ves que tu cutis se siente graso por la mañana, sigue limpiándolo. Si sientes que la piel está tirante, elimina la rutina del agua y el jabón. Lo que a mí me funciona cuando hace frío es humectar la piel con un paño humedecido con agua caliente. Cuando me levanto con cutis graso, sé que es hora de limpiarlo con agua y un limpiador.

Si tienes la piel seca debes usar limpiadores en crema que se eliminan con un pañuelo en vez de con agua.

Usa un exfoliante suave y ligero con partículas pequeñas para eliminar las células secas y muertas. Así facilitarás que tu crema hidratante penetre de forma más pareja y eficaz.

Si te lavas con agua, dale unos toques con una toalla húmeda después para que no se reseque. Luego, aplica una dosis generosa de crema hidratante cuando la piel aún está húmeda; sobre todo en las mejillas y las zonas donde más notes la tirantez.

Después de aplicar la crema hidratante espera cinco minutos antes de aplicar el maquillaje, ya que la crema hidratante puede dejar la piel con una sensación pegajosa hasta que se absorbe por completo.

Busca cremas hidratantes con ácido hialurónico, que aumenta el volumen de la piel al retener el agua; o con glicerina, que también sella la humedad en la piel.

Aplica una crema más hidratante de noche que de día. Además del ácido hialurónico y la glicerina, busca ingredientes como escualeno y pantenol.

En los meses de invierno, usa un humidificador por la noche para mantener el aire húmedo. Nunca tuve uno hasta que me mudé a Nueva York, y ahora lo llevo conmigo a todas partes. A veces tengo hasta dos o tres en mi habitación. Los humidificadores funcionan de verdad y yo los uso durante todo el año, no sólo en invierno.

Los ojos y los labios son las partes más susceptibles a los cambios de clima y la sequedad. Yo cuido especialmente esas dos zonas de mi cara. Usa crema para los ojos por la mañana y por la noche. Date unos toquecitos con la yema de los dedos y distribúyela de forma pareja y uniforme.

Usa un exfoliante suave en los labios. Luego aplica el bálsamo labial más espeso que puedas encontrar. Busca uno que tenga aceites botánicos, gelatina de petróleo (exacto, la vaselina de toda la vida) o manteca de karité. Mi opción personal que nunca falla: bálsamo labial Kiehl.

¡Las manos lejos de la cara! Si te la tocas te saldrán más erupciones. ¡Créeme!

cómo desmaquillarse por la noche

Quizá acabo de llegar de un viaje de 12 horas que se ha retrasado seis. Puede que haya estado en un atasco de tráfico durante horas. Quizá me duele la cabeza y no he dormido lo suficiente. Puede que el mundo esté a punto de acabarse: y aún así me desmaquillaría y me lavaría la cara antes de dormir. Para ponérmelo más fácil, tengo siempre a mano las herramientas necesarias. Soy leal al desmaquillador de ojos Bi-Facil de Lancôme. Aplícalo con un algodoncito y todo el maquillaje, incluso el rímel, desaparecerá con el mínimo esfuerzo. Para limpiar el rostro de forma rápida, uso Demal Netoyant de LaRoche-Possay, que puedo aplicar y eliminar con un paño caliente. También ayuda el tener a mano algunas toallitas húmedas desechables. De esa forma ni siquiera necesitarás agua para limpiarte la cara. Convierte esta rutina en algo obligatorio y verás cómo empiezas a disfrutar de cuidar de ti misma. Piensa que es el último paso del cuidado de tu piel antes de caer en ese profundo y merecido sueño reparador.

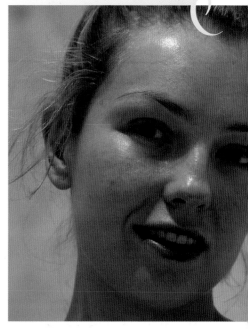

mima tu piel

De vez en cuando necesitamos ayuda profesional. Para disfrutar de lo mejor, regálate una limpieza facial. Yo me la hago una vez a la semana si tengo tiempo. Cuando estoy de promoción o de gira me la hago al menos una vez al mes. Cuando trabajaba en las telenovelas me hacía limpiezas dos veces por semana por la gran cantidad de maquillaje y mis problemas con el acné. Toda mujer debe, como mínimo, hacerse una limpieza facial con el cambio de estación del año, ya que el medio ambiente y el clima dejan su huella en el cutis. Un buen esteticista te puede aconsejar sobre qué método elegir. Si nunca te has hecho una puede que te sientas abrumada por la gran cantidad de opciones disponibles y esas limpiezas faciales que prometen hacer maravillas. Éstos son los dos tipos principales:

LIMPIEZA PROFUNDA Normalmente incluye un paso en el que se abren o suavizan los poros (generalmente mediante una combinación de vapor y masaje) y el esteticista realiza una extracción, que básicamente significa sacar toda la porquería enterrada en tus poros. Este proceso no es precisamente relajante. Para mí es hasta doloroso a veces. Yo acabé teniendo piel áspera por hacerlo demasiado. Si nunca te has hecho una lim-pieza profunda, puede ser dolorosa, y es cierto que puede irritar la piel. Las extracciones se hacen normalmente con una pequeña herramienta metálica llamada extractor de comedones. Parece un instrumento de tortura. Es el tipo de limpieza facial que normalmente describen en los folletos de los spas como "sacamos a la superficie las impurezas". Significado: puede que tengas algunas erupciones durante una semana o más después del tratamiento, así que si tienes que asistir a un acto importante, más te vale concertar la cita con tiempo.

TRATAMIENTO FACIAL HIDRATANTE Este tratamiento es mucho más relajante y mi preferido durante el invierno o cuando siento la piel cansada. El objetivo de este tratamiento es aumentar el nivel de hidratación de la piel, y normalmente implica una exfoliación suave para sacar a relucir la piel nueva, seguida de una mascarilla rica en vitaminas que deja una sensación maravillosa. Los detalles del tratamiento pueden variar de un estable-cimiento a otro, pero al final el resultado debe ser el mismo. Tu cutis se verá más radiante y descansado.

consejos para lucir un cutis juvenil

No bebas, no fumes y no tomes el sol. ¡Qué aburrida! ¿Pero, sabes qué? La abstinencia funciona. El alcohol, los cigarrillos y demasiado sol te envejecen mucho más rápido. Hacen que los radicales libres penetren en las células de tu piel. La piel es el órgano más grande del cuerpo. Cuídalo bien.

¡Hidratación, hidratación y más hidratación! La idea es mantener la piel hidratada y suave, no embadurnarla de cremas grasientas que no la dejan respirar.

Usa religiosamente un filtro solar. Yo uso un filtro solar además del resto de los productos. Aunque la mayoría de las bases ahora traen protector solar, yo prefiero usar un protector por separado, que puedo volver a aplicar siempre que lo necesite. El protector debe tener factor 30 como mínimo (yo personalmente nunca salgo de casa sin protección de 60), y debe protegerte de los rayos UVA (envejecen) y UVB (queman). Se les llama comúnmente protectores de "espectro amplio" o "espectro total". Si no te gusta la idea de ponerte tantas cosas en la cara, prueba con una crema hidratante que tenga filtro solar en lugar de aplicar crema hidratante, protector solar y una base de maquillaje. Mi protector solar preferido es Anthelios, de La Roche-Posay. En Estados Unidos lo puedes conseguir con factor 15, pero yo uso fórmulas con factor 60 por lo menos, que sí puedo comprar en Latinoamérica y Europa.

Lleva siempre contigo un par de lentes de sol. Además de usar diariamente un protector solar, los lentes de sol ayudan a prevenir la aparición de las patas de gallo, causadas por el sol. Son una solución perfecta para verte chic al instante y esconderte de los paparazzi que aparecen cuando menos te lo esperas.

Yo creo en los antioxidantes, y siempre busco cremas para la cara y las manos que tengan antioxidantes como la vitamina C, la vitamina E o el té verde.

Usa una base que difumine la luz o ilumine la piel. Hace que el cutis luzca radiante y atenúa la apariencia de las líneas finas, pero hablaré de eso después con más detalle.

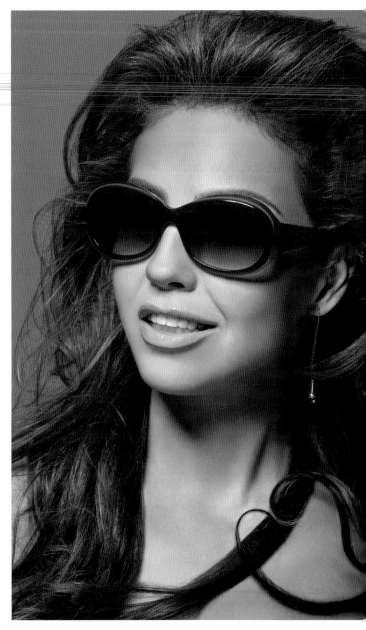

belleza de viaje

Con la cantidad de giras que hago parece que me paso la vida de avión en avión. Como el aire en los aviones es reciclado y seco, puede hacer estragos en el cutis de una chica. Yo hago todo lo posible por proteger mi piel cuando vuelo. Además de mi mantita de cachemira, un par de pantuflas y un mini rodillo de ropa (para quitar los pelos o células muertas del pasajero anterior, mi lado obsesivo), también llevo los siguientes productos:

Un rocío facial refrescante, lleno de agua mineral pura.

Agua, para beber cada hora durante el vuelo.

Un humectante cremoso para mantener la piel hidratada y protegerla de los factores estresantes del aire reciclado que circula en el avión.

Dos tabletas de vitamina C y un poco de echinacea, para estimular mi sistema inmunológico.

Toallitas de manos antibacterianas. Y mantengo las manos lejos de la cara.

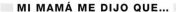

MI MAMÁ ME DIJO QUE...

No me tocara los granitos.

No me fuera a la cama sin desmaquillarme.

Nunca ignorara el cuello en mi rutina de cuidado del cutis.

Nunca saliera de casa sin protector solar en la cara, el cuello, el tórax y los brazos.

... ¡y tenía razón!

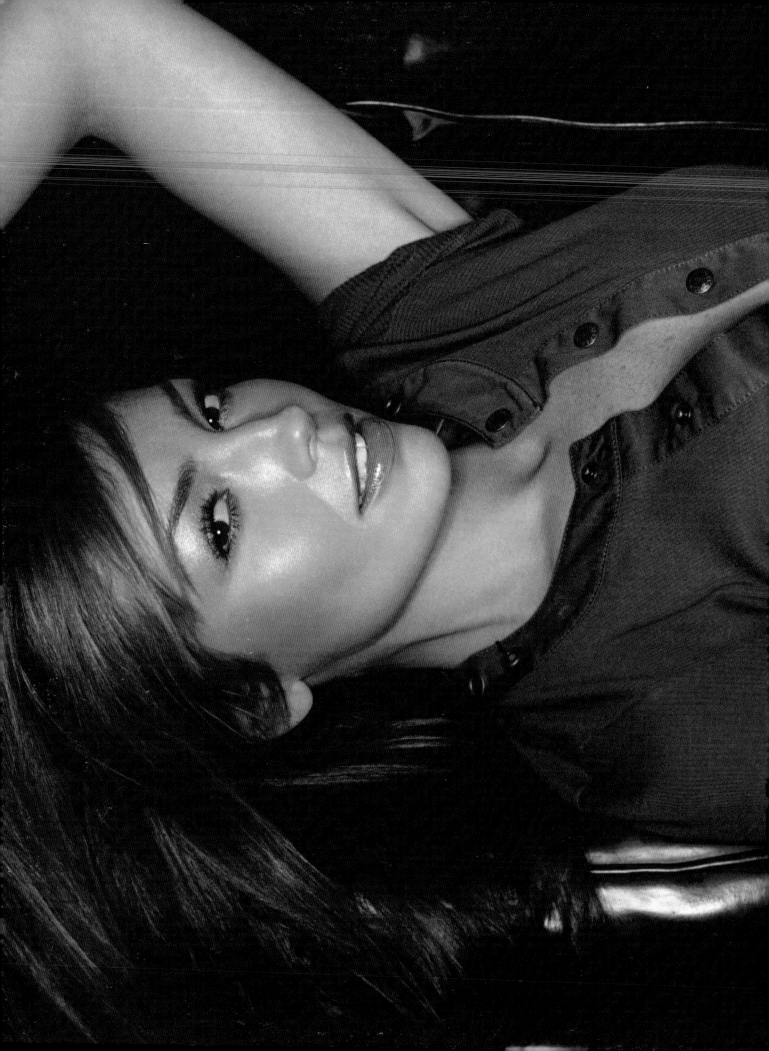

el maquillaje fundamental

BASE, CORRECTOR Y POLVO

Cuando empecé a trabajar en las telenovelas y

a cantar en el escenario, la moda en maquillaje era una base espesa. En aquel tiempo todos los artistas, desde Cindy Crawford hasta Cyndi Lauper, llevaban esa base súper mate, súper opaca y tan espesa que parecía más bien una máscara. Yo cometí el mismo error. Mi maquillador profesional me dio tres tonos a elegir: rosa, un poco más rosa y rosa intenso. El resultado: mi cara era de un color y mi cuerpo de otro. Encontrar el tono que me convenía (un fastidio con el que todas las mujeres se identifican) me llevó tiempo y práctica. Tuve que aprender a usar el corrector y la base para hacer que mi cutis se viera saludable, luminoso y revitalizado.

Hoy en día las mujeres con cualquier tono de piel tienen el problema opuesto. La industria de la belleza se ha dado cuenta de la gran diversidad de tonos de piel y las diferentes necesidades de cada una. (Esto ayuda). El resultado final: millones de opciones y gran variedad de selección. (Esto confunde). Yo voy a ayudarte a encontrar lo que buscas. Pero, primero, unas palabras sobre las herramientas adecuadas.

las herramientas profesionales

¿Acaso Da Vinci pintó la Mona Lisa con una brocha de pintar casas? ¿Acaso Frida Kahlo pintó sus autorretratos con cotonetes? No lo creo. Entonces, ¿por qué tantas mujeres invierten en maquillaje pero no en las herramientas adecuadas para aplicarlo? Para mí es un misterio, sobre todo cuando nuestro rostro es un lienzo en blanco impagable. Ya sé que la gran cantidad de marcas y accesorios en el mercado puede intimidar o abrumar, pero lo cierto es que es bien simple llenar tu estuche de cosméticos. Éstos son mis principios básicos:

ESPONJAS PARA LA BASE Las hay en varias formas y tamaños. Yo prefiero las esponjas en ángulo a las redondas, ya que los ángulos hacen más fácil penetrar en los pliegues alrededor de la boca y la nariz. Las esponjas también realizan varias funciones: las uso para la base, las sombras y el bronceador, para una zona específica o para maquillar las piernas y el escote. Cuando uso la esponja para aplicar la base, la mojo en

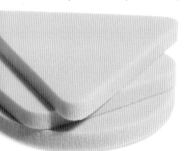

agua y la escurro hasta que queda húmeda y suave. Eso facilita la aplicación de la base. Las bases en polvo normalmente vienen en un estuche compacto con su esponja, que puedes usar seca o húmeda. Si aplicas la base con la esponja húmeda queda menos espesa. Si la aplicas con la esponja seca, da una cobertura más espesa. Puedes lavar las esponjas y volver a usarlas, pero tíralas cuando empiecen a desmoronarse.

BROCHAS DE MAQUILLAJE Cuando compro brochas de maquillaje, siempre busco las que tienen cerdas naturales y un aspecto compacto. Evita comprar brochas con cerdas sobresalientes o irregulares. Hay una gran variedad de estilos y precios en el mercado: desde las carísimas brochas de Kevin Aucoin hasta los juegos de brochas portátiles en miniatura de Sephora, que puedes llevar en el bolso. Éstas son las que yo llevo en mi estuche de cosméticos para verme siempre guapa. De izquierda a derecha:

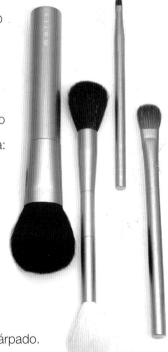

✳ Brocha para el polvo suelto: grande y esponjosa, para usarla en todo el rostro.

✳ Brocha para realzar, dar forma y color a las mejillas: las cerdas claras son para realzar, las oscuras para dar forma y color.

✳ Pincel para las sombras de ojos: para realzar el contorno o aplicar un color oscuro de sombra de ojos.

✳ Brocha para las sombras de ojos: para aplicar la sombra cubriendo la órbita y el párpado.

✳ Pincel para los labios (no se muestra en la imagen): rígido y de gran precisión.

RIZADOR DE PESTAÑAS ¿Te da miedo la posibilidad de arrancarte algunas pestañas sin querer? Olvídate y cómprate un rizador. Es, sin duda, el mejor amigo de una mujer. No sé por qué todas las mujeres no lo tienen. Hoy en día puedes comprarlo de todos los tipos: desde el súper moderno, térmico rizador dorado que promete unas pestañas rizadas e infinitas hasta el mini rizador plegable que cabe en tu estuche y que puedes encontrar en la mayoría de las tiendas. ¡Lo que intento decir es que no hay excusa para no tener uno! Para mantenerlo limpio y sin bacterias

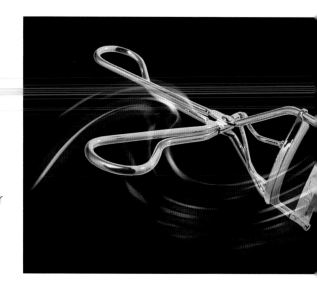

infecciosas, limpia o reemplaza la esponja que viene en el rizador. Con sólo usarlo unos segundos, tus pestañas van desde casi inexistentes hasta fabulosas. Tus ojos parecerán más grandes, más luminosos y más sensuales.

el cuidado de tus brochas de maquillaje

Llámame diva o cabrona (no me importa), pero cuando se trata de las brochas de maquillaje no voy a cometer errores. Las brochas de maquillaje son como las placas de Petri: un caldo de cultivo de bacterias, virus y toda clase de cosas pegajosas. En una sesión fotográfica espero del maquillador o maquilladora profesional que me demuestre que las brochas que va a usar son nuevas. Como ya he mencionado, estoy convencida de que mi lucha contra el acné fue causada, en parte, por un juego de brochas sucias.

Para limpiar mis brochas uso el champú Johnson's para bebés. Para hacer una limpieza más a fondo uso el limpiador Shu Uemura. Ambos son lo suficientemente fuertes como para eliminar las bacterias sin secar las cerdas naturales. También funcionan si tienes la piel sensible y te preocupa que los detergentes o fragancias fuertes te irriten la piel. Al limpiar las brochas estás eliminando el maquillaje y la grasa acumulados, que acaban en tu piel. Debes limpiarlas cada tres o cuatro meses. (¡Yo las limpio cada mes!). Así es cómo:

Moja las cerdas en agua.

Aplica una gota de limpiador en la palma de la mano y frota en ella las cerdas suavemente. Es normal que se vean llenas de burbujas, pero no las frotes con demasiada fuerza.

Colocando las brochas boca abajo, enjuágalas con agua corriente.

Después de limpiarlas y aclararlas, llena el lavabo con agua caliente y añade una gota de acondicionador para el cabello. Moja las cerdas en el agua durante unos segundos y enjuaga las cerdas.

Una vez que las brochas están limpias, escurre con cuidado el exceso de agua.

Coloca las brochas en papel absorbente hasta que estén secas (yo las suelo dejar toda la noche) antes de volver a usarlas.

Cuando no las estés usando, guárdalas en un estuche de cosméticos para que se mantengan planas. Esto ayuda a que no pierdan su forma compacta.

cada cosa en su sitio

Uno de mis lemas: un lugar para cada cosa y cada cosa en su lugar. Tengo un sistema genial para organizar mis cosméticos, y me hace la vida más fácil cuando estoy de gira, de promoción o cuando tengo prisa: un estuche de maquillaje de un color diferente para cada área de mi rostro. Tengo un estuche morado para los ojos, en el que llevo rizador, pinzas, lápiz y brillo para las cejas, todos mis pinceles y brochas y todo el maquillaje para los ojos. Tengo un estuche rojo para los labios con bálsamo, pincel, sacapuntas y todos los colores de lápices labiales que te puedas imaginar, y un estuche verde para las mejillas. De esta forma puedo saber al instante qué necesito, sin tener que rebuscar en la oscuridad el lápiz de labios justo antes de salir de casa.

principios básicos para una buena base

Los mejores maquilladores de Victoria's Secret han hecho milagros con mi rostro. El equipo de belleza número uno de Angelina Jolie me ha dejado gloriosa. El maquillador profesional de Beyoncé ha usado conmigo su arma letal. Mi cabello ha sido alisado, rizado y peinado de la mano del peluquero preferido de J.Lo, Oribe. El fabuloso Tony Surrat (la mano derecha del legendario maquillador Kevin Aucoin) me ha engalanado y preparado para un sinfín de fotos. Al trabajar con todas estas personas tuve la oportunidad de aprender los mejores trucos de belleza, que comparto contigo en este libro. ¿Qué crees que todos juraban? Que la base y el corrector son los fundamentos básicos para una cara bonita.

Lo mejor es comenzar con la base antes de aplicar el rubor, dar contorno o cualquier otro tipo de técnica de maquillaje, porque la base crea ese "lienzo suave" en el que se aplica el resto del maquillaje. Una buena base puede atenuar la decoloración de la piel y matizar la apariencia de granitos y manchas oscuras, pero no las va a cubrir por completo: para eso está el corrector.

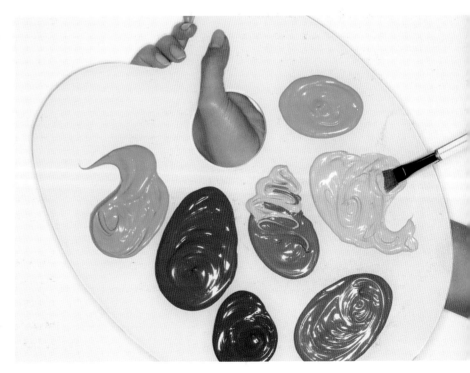

Al mismo tiempo, la base no tiene por qué ser obligatoria para todas las mujeres. Si tu tono de piel es parejo, sáltate este paso y aplica sólo el corrector para cubrir zonas específicas (normalmente las ojeras y las zonas rojas alrededor de la nariz y la barbilla). Lo que yo hago todos los días es usar el corrector para ocultar las pequeñas imperfecciones y después aplicar el resto del maquillaje.

Las bases de hoy en día prometen todo tipo de cosas, desde absorber la grasa y hacer que tu cutis luzca más juvenil hasta prevenir la aparición de granitos. Muchas bases incluyen protección solar. Esto es genial, pero, como expliqué en la sección de cremas hidratantes, yo prefiero usar un protector solar con factor alto por separado. La razón por la que lo hago es porque, aunque no lleves una base de maquillaje (con el corrector tienes suficiente o no te gusta llevar maquillaje) tienes que protegerte del sol de todas formas. Además, al contrario que con la base, puede que quieras volver a aplicar algo de protección a lo largo del día. Es mucho más fácil si sólo tienes que aplicar un protector solar en vez de la base.

cómo elegir la base adecuada

Si sólo vas a aprender una cosa en este capítulo, que sea ésta: la base de maquillaje tiene que ser del mismo color que *tu* piel, no del color que te gustaría que fuera tu piel. Ésa es la lección más importante sobre la base de maquillaje. A menos que puedas elegir la fórmula adecuada y aplicarla de forma perfecta, y a menos que consigas el tono ideal para tu piel, cualquier base o tipo de maquillaje que apliques va a lucir horrible. Odio ver a las niñitas con esas líneas debajo de la barbilla que marcan dónde acaba la base y dónde empieza el tono real de la piel. Me entran ganas de correr hacia ellas con una esponja en la mano y decirles: ¡difumina, carajo, difumina!

Recomiendo que vayas a un centro de belleza con una buena iluminación. Un especialista en cosméticos sabrá qué preguntas hacerte para ayudarte a averiguar qué fórmula te conviene. Te preguntará qué tipo de piel tienes y qué tipo de cobertura deseas, y te recomendará la línea de productos que más te convenga, y luego pueden buscar el color adecuado. A la hora de buscar el color de tu base, elige el que más se parezca a tu tono de piel y luego selecciona uno algo más claro y otro algo más oscuro. Aplica las tres bases en la parte inferior de la mejilla, cerca de la mandíbula. La que más se parezca a tu piel es la que debes comprar.

cómo aplicar la base

La base debe realzar tu tono de piel, no cambiarlo ni cubrirlo como si llevaras puesta una máscara. Con la base y las técnicas adecuadas, nadie notará que la llevas. Ése es el objetivo.

Limpia, hidrata y aplica protector solar en tu rostro. Ninguna base queda bien con la piel seca. Deja que la piel absorba bien la crema hidratante y el protector solar antes de aplicar la base.

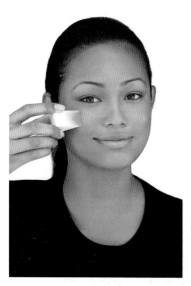
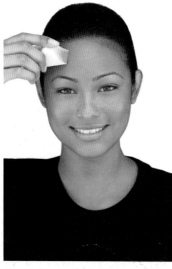

Moja la esponja con agua y escúrrela bien: tiene que quedar húmeda, no goteando.

Dispensa la base en la palma de la mano y luego frota la esponja hasta que la absorba bien.

Aplica la base en el rostro con la esponja en movimientos circulares empezando por las mejillas, luego la frente y la barbilla. Aplícala de forma pareja, y ¡difumina, carajo, difumina! Ten cuidado especialmente cerca del pelo, la mandíbula y los pliegues alrededor de la boca y la nariz. Usa los lados más estrechos de la esponja para esparcir la base por todo el rostro y las esquinas para los pliegues. El resultado final debe ser como un lienzo parejo.

Difumina la base debajo de la mandíbula para que no se vea la diferencia entre el cutis y el cuello. Por eso es tan importante que encuentres una base que se parezca a tu tono de piel, si no, se verá demasiado contraste en la línea donde acaba la base y empieza tu piel.

tabla de bases

Las bases normalmente tienen tres tipos de cobertura o niveles de opacidad. La cobertura mínima le da a la piel un efecto suave de luz nocturna. La cobertura intermedia es mejor para la piel con manchas rojas en la nariz, la barbilla o las mejillas. La cobertura total es indispensable para mujeres con manchas, inflamaciones o pigmentación despareja.

HIDRATANTE CON COLOR	LÍQUIDA	EN MOUSSE	EN POLVO	EN CREMA O EN BARRA
cobertura: mínima	*cobertura:* intermedia	*cobertura:* intermedia	*cobertura:* intermedia si se aplica con la esponja húmeda; total si se aplica con la esponja seca	*cobertura:* total
perfecta para: piel normal con tono parejo	*perfecta para:* piel de normal a grasa	*perfecta para:* piel de normal a seca	*perfecta para:* piel muy grasa y enrojecida	*perfecta para:* piel seca con decoloraciones

▆ ¡SECRETO DE LAS FAMOSAS!▆

¿Que tienes prisa? Después de aplicar tu base, date una pasada suave por el rostro con un pañuelo de papel para absorber el exceso de base o de hidratación. Luego sigue aplicando el resto del maquillaje.

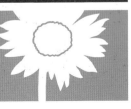

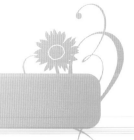

correctores

Aplica el corrector sólo cuando lo necesites. Los correctores se aplican en los granitos o las zonas con decoloraciones después de aplicar la base, porque dependiendo de cómo difumines la base, esto puede afectar a la cobertura que necesitas.

tabla de correctores

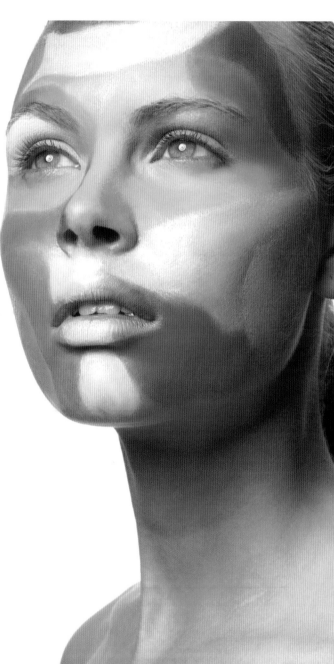

LÍQUIDO	PARA ILUMINAR
cobertura:	*cobertura:*
mínima	intermedia
perfecto para:	*perfecto para:*
la zona debajo de los ojos; aplícalo después de la crema para los ojos	la zona debajo de los ojos (mi preferido: Touché Éclat de Yves Saint Laurent. ¡Me encanta!)
EN BARRA	**EN CREMA**
cobertura:	*cobertura:*
total	total
perfecto para:	*perfecto para:*
ojeras muy marcadas, áreas enrojecidas	erupciones

HERRAMIENTAS Para sacar el máximo provecho de tu corrector, necesitas las siguientes herramientas:

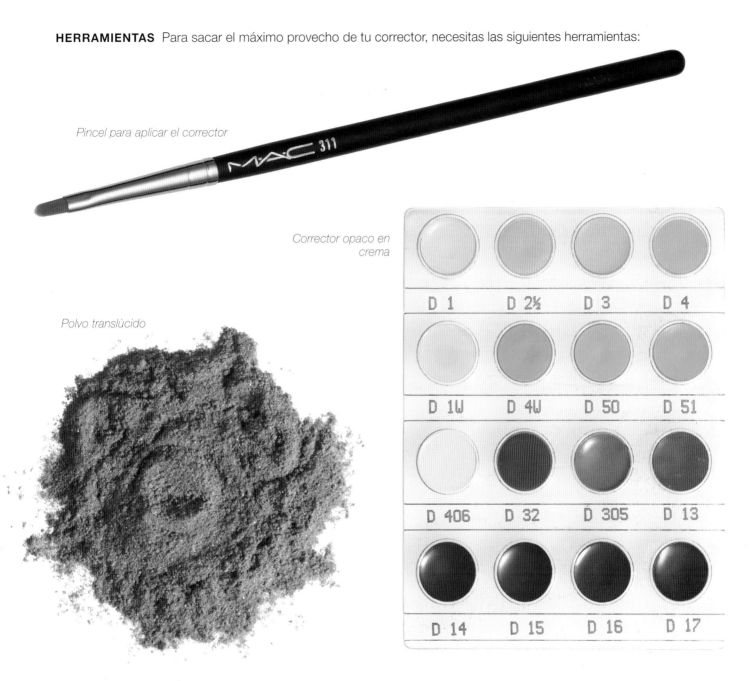

Pincel para aplicar el corrector

Corrector opaco en crema

Polvo translúcido

TÉCNICAS Para que un corrector funcione a las mil maravillas, empieza con uno que sea un poco más claro que tu tono de piel o exactamente igual que tu piel. A mí me gustan las paletas como la que se muestra arriba, porque puedo mezclar o combinar los colores hasta encontrar el que necesito. Usa tu mano como si fuera la paleta de un pintor: pon un poco de cada color y mézclalos hasta encontrar el que estás buscando.

A la técnica para usar un corrector que cubra las erupciones la llamo "puntillismo", y me la enseñó un maquillador profesional. ¡Y doy gracias a Dios por ello! Si eres adolescente o tienes cuarenta y tantos, ¡los granos son un fastidio! Como persona que solía sufrir con el horrible acné, creo que esta técnica de verdad te salva la vida, porque los granos no se detienen ante nada ni nadie: ni entrega de premios, ni el día de tu boda y, por supuesto, ni ante los paparazzi. El puntillismo me ayuda a tener siempre un aspecto impecable, ¡sin dejar de ser yo misma!

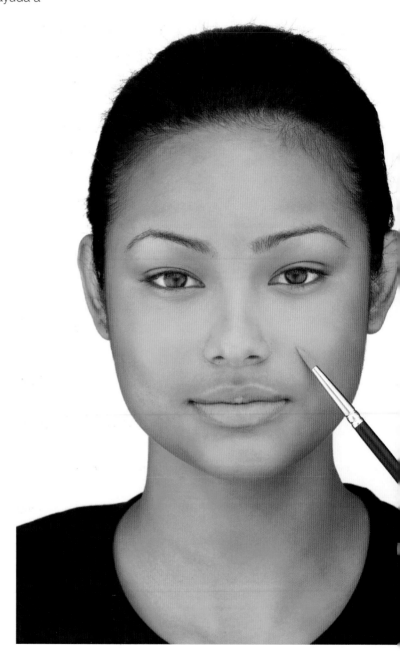

✳ Con el extremo pequeño del pincel, aplica una pequeña cantidad de corrector en crema encima y alrededor del granito o la mancha roja.

✳ Usa la brocha para difuminarlo.

✳ Para los granos más grandes lo mejor es que uses el otro extremo del pincel, es decir, el mango, para hacer una "masilla" y aplicarla alrededor del grano. Difumínalo sin tocar el centro del grano. Esto ayuda a atenuar, de manera sutil, el efecto abultado del grano. Aplica el corrector con el extremo del mango.

✳ Cuando un grano es muy rebelde, intenta la técnica anterior y luego aplica una capa fina de polvo translúcido, con el pincel para el corrector. Luego, aplica una segunda capa de "masilla". El polvo ayudará a sellar o "arreglar" el corrector, que durará más tiempo.

✳ Aplica una capa fina de polvo translúcido con una brocha esponjosa para sellar el corrector.

cómo aplicar el polvo

Me gusta el polvo translúcido porque ayuda a sellar el maquillaje. El polvo translúcido es versátil porque no tiene color, por lo que no interfiere nunca con el resto del maquillaje. Tu base, rubor y maquillaje para dar contorno tienen que tener el mismo tono. El polvo con color también es una opción ideal si lo que necesitas es atenuar el

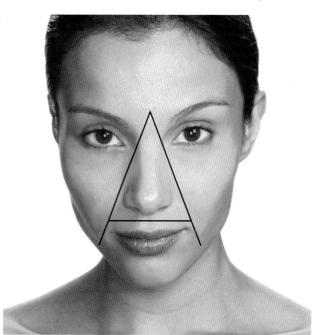

tono del maquillaje o corregir un error (como demasiado rubor, por ejemplo). Aplícalo con una brocha grande y esponjosa para darle a tu cutis un acabado suave e impecable: tu piel está ahora preparada para la magia del rubor, el bronceador o cualquier otro producto para realzar tu piel. Yo suelo usar el polvo compacto por la noche, y lo llevo conmigo en el bolso para los retoques. Sella mi maquillaje y atenúa el iluminador.

Aplica en polvo en forma de A, como se ilustra en la foto, para eliminar el brillo no deseado y mantener la piel fresca y con un brillo húmedo natural. Tan importante como es el polvo, igual de importante es saber cuándo *no* usarlo. Sólo las geishas y las góticas saben cómo lucir ese aspecto blancuzco. Momentos en los que evitar demasiada cantidad de polvo:

Cuando intentas crear un aspecto de "rocío" en tu rostro.

Encima del iluminador, ya que le quitará el brillo.

Antes de aplicar el maquillaje para dar contorno, porque es más difícil de difuminar una vez que has aplicado el polvo.

Antes de aplicar el rubor en crema, por la misma razón anterior.

Si tienes la piel muy seca, porque el polvo hará que tu piel se sienta aún más seca.

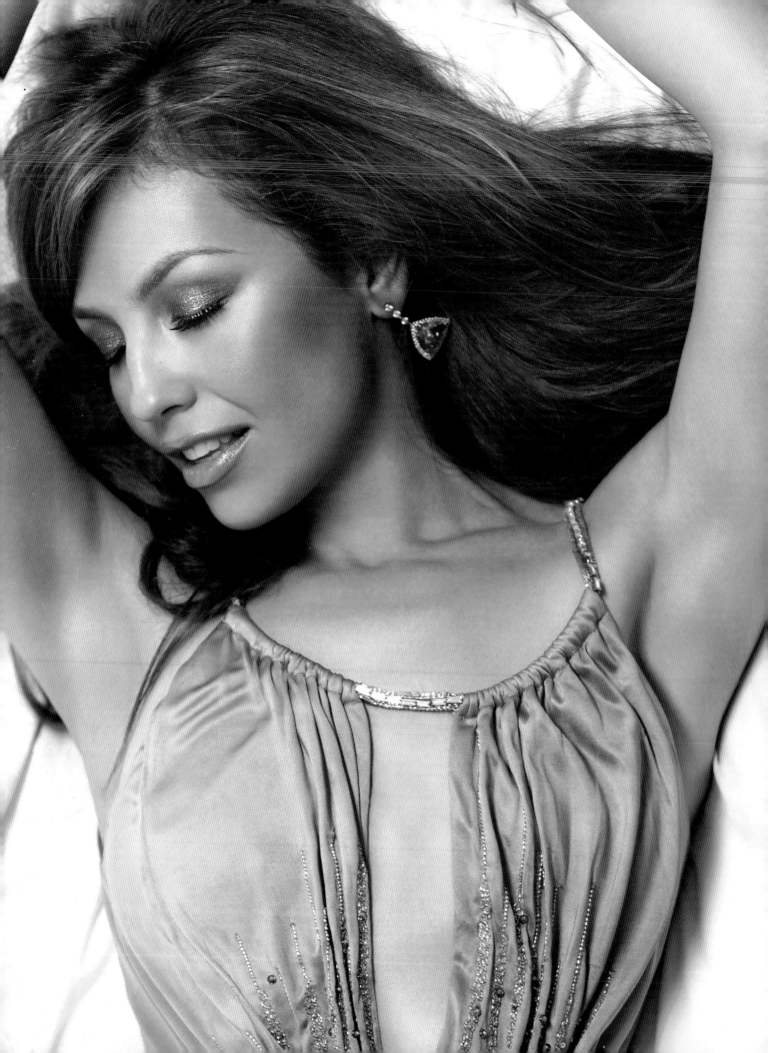

forma, color y luminosidad

SOMBRAS, BRILLOS FACIALES, RUBORES Y BRONCEADORES

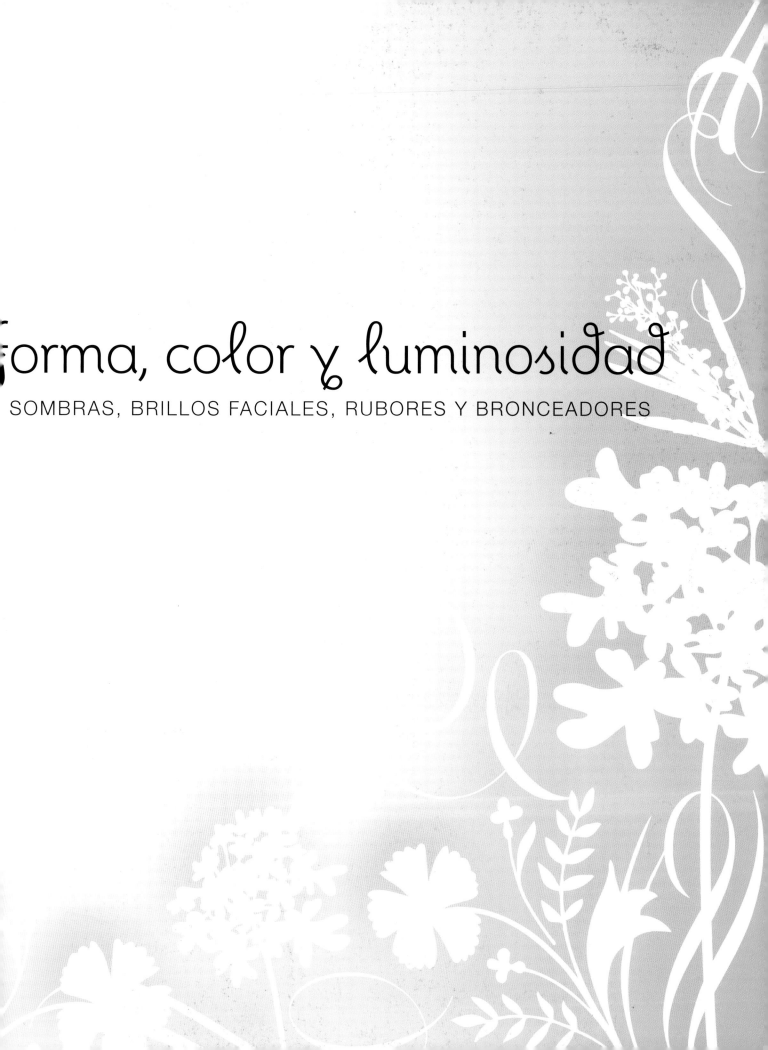

¿Cuál es la prueba irrefutable de que una nueva técnica

de maquillaje realmente funciona? Cuando la gente empieza a especular sobre si te has hecho o no un "arreglito" (la expresión para decir que te has hecho la cirugía plástica). Eso es lo que me pasó cuando descubrí cómo dar forma y definir el contorno de mi cara. Fue toda una revelación: de repente, ¡tenía pómulos! Las revistas de famosos se la pasaron en grande. Leí cómo unas "fuentes anónimas fidedignas" juraron que me había puesto implantes en los pómulos, me había operado la nariz y me había puesto un juego completo de dientes nuevos. Casi me dio pena admitir que en realidad había conseguido mi nuevo "look" con sólo maquillaje para dar contorno, iluminador y un rubor fabuloso.

Mis pómulos llevaban años escondidos bajo las mejillas gorditas que me daban la carita de niña. Hasta que no cumplí los treinta no salieron a la superficie. Pero, créeme, la cara todavía se me ve gordita cuando como demasiada comida china o estoy cansada, así que he desarrollado un par de técnicas para dar forma que funcionan de maravilla. ¡Pruébalas y te juro que la gente te preguntará si te has hecho un "arreglito"!

busca tu rostro

El truco para dar forma y definir tu rostro es usar maquillaje y colores que den un efecto suave y sutil. Pero antes debes conocer tu tipo de rostro. Hay un dicho que lo explica muy bien: "Si no llevas puesta una máscara tienes que ser sincera delante del espejo". En este mismo espíritu de revelación de belleza interior y actitud sin miedo, soy la primera en admitir que, como muchas mujeres latinas, tengo la cara redonda como un pastel. Lo bueno es que esta forma tiende a darme un aspecto más juvenil. Lo malo es que es difícil notar que tienes pómulos.

La forma de tu cara afecta directamente a tu técnica de maquillaje e incluso a tu peinado, por lo que encontrarla es imprescindible. Aquí te mostramos una pequeña tabla para que busques tu tipo de cara:

REDONDA
(¡Ésta soy yo!)

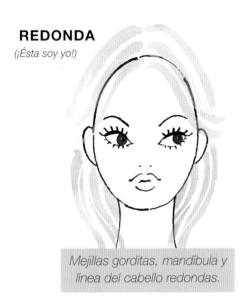

Mejillas gorditas, mandíbula y línea del cabello redondas.

CUADRADA

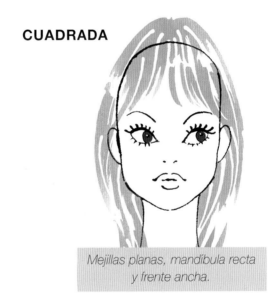

Mejillas planas, mandíbula recta y frente ancha.

LARGA

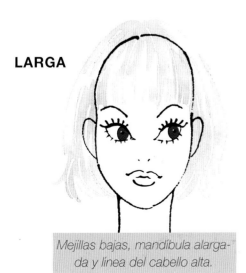

Mejillas bajas, mandíbula alargada y línea del cabello alta.

EN FORMA DE CORAZÓN

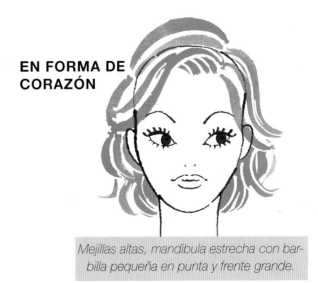

Mejillas altas, mandíbula estrecha con barbilla pequeña en punta y frente grande.

productos para dar forma

En los últimos años han sacado tantos productos nuevos al mercado que es difícil elegir. Los brillos faciales y los productos para dar forma definen y moldean el contorno de tu rostro. Los bronceadores y los rubores añaden un toque de color y a veces algo de brillo. Algunas de sus diferencias y características importantes son:

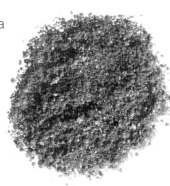

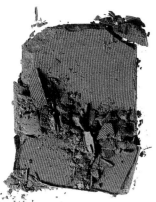

ILUMINADORES Tienen partículas luminosas que le dan al rostro un reflejo suave, pero no tienen por qué dar color. Aplica un iluminador en la parte del rostro que quieres resaltar. Después te enseño cómo.

PRODUCTOS PARA DAR FORMA No debemos confundirlos con los bronceadores o el rubor. Los productos para dar forma son mates por lo general. Aplícalos en las áreas que no deseas resaltar.

BRONCEADORES Se usan para darle a todo el rostro un toque de color. *No* los uses para darle forma al rostro, a no ser que las partículas de brillo sean pequeñas. El objetivo es lograr que la zona en la que se aplican se oculte o parezca más pequeña. Las partículas brillantes de los bronceadores tienen el efecto contrario. Úsalos y parecerá que la cara se te ha hinchado como un globo. Estas fórmulas nacaradas son más difíciles de usar si no tienes experiencia. Los bronceadores mates son más seguros y se pueden usar con el iluminador, y aún lograrás un toque de brillo. Aplica el bronceador donde el sol te da en la cara: nariz, pómulos, barbilla y frente.

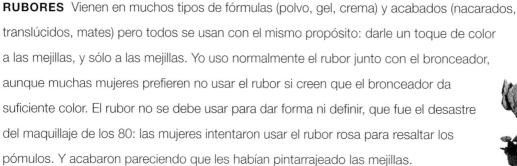

RUBORES Vienen en muchos tipos de fórmulas (polvo, gel, crema) y acabados (nacarados, translúcidos, mates) pero todos se usan con el mismo propósito: darle un toque de color a las mejillas, y sólo a las mejillas. Yo uso normalmente el rubor junto con el bronceador, aunque muchas mujeres prefieren no usar el rubor si creen que el bronceador da suficiente color. El rubor no se debe usar para dar forma ni definir, que fue el desastre del maquillaje de los 80: las mujeres intentaron usar el rubor rosa para resaltar los pómulos. Y acabaron pareciendo que les habían pintarrajeado las mejillas.

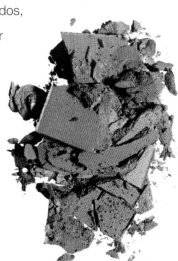

En la siguiente tabla se clasifican los tipos de maquillaje para definir tu rostro.

PRODUCTO	TIPO	DÓNDE APLICARLO	CÓMO APLICARLO
ILUMINADOR	Líquido	Encima de los párpados, arco superciliar, del centro de la nariz hacia abajo y un toque en el centro de la barbilla.	Suavemente y con las yemas de los dedos.
	Crema	Igual que el anterior y también en zonas más grandes como la clavícula, los hombros, los pómulos, el arco de los labios y en los labios después del color labial.	Con las yemas de los dedos o con una esponja.
	Polvo	En áreas grandes como las mejillas, la parte carnosa del escote, los hombros, las piernas y los brazos.	Con una brocha mediana en ángulo.
CONTORNO	Crema	Hendiduras de las mejillas, la mandíbula, a los lados de la nariz, bajo la barbilla, el centro del escote y la clavícula (arriba y debajo).	Con una esponja húmeda o una brocha de maquillaje.
	Polvo	Todas las zonas que quieras ocultar. El polvo es mejor para uso diario.	Con una brocha pequeña en ángulo.

(continúa)

PRODUCTO	TIPO	DÓNDE APLICARLO	CÓMO APLICARLO
BRONCEADOR	Polvo	En las mejillas, la barbilla (donde te da el sol) y una capa fina en el rostro, incluyendo el cuello y el tórax para dar un toque cálido.	Con la brocha para el rubor.
	En gel o en crema	En las mejillas, la frente y donde te da el sol.	Con las yemas de los dedos.
	Líquido	Mejillas, frente, barbilla y donde te da el sol.	Con las yemas de los dedos; es el más difícil de difuminar.
RUBOR	Polvo	En los pómulos y el puente de la nariz.	Con la brocha del rubor.
	Crema	En los pómulos y el puente de la nariz.	Con las yemas de los dedos.
	Gel	En los pómulos y el puente de la nariz.	Con las yemas de los dedos.

cambia de forma: cómo trabajar con tu carita

Ahora que ya conoces los diferentes tipos de cara y los productos para dar forma, usa esta lista de referencia para saber qué técnicas funcionan mejor con qué tipos de cara.

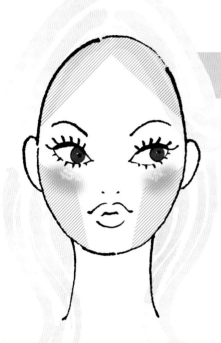

CARA REDONDA *El objetivo es reducir la redondez en general.*

Contorno *Úsalo en las hendiduras de las mejillas.*

Iluminador *Úsalo en la parte superior de las mejillas y en el centro de la barbilla.*

Rubor *Úsalo en el pómulo.*

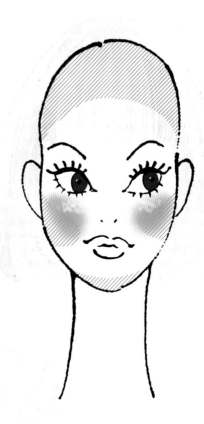

CARA LARGA *El objetivo es atenuar la longitud y ampliar la anchura.*

Contorno *Úsalo alrededor de la línea del cabello en la frente, en las hendiduras de las mejillas y un poco bajo la barbilla, antes del cuello.*

Iluminador *Úsalo en la parte superior de las mejillas.*

Rubor *Úsalo en la parte superior de las mejillas y sobre los pómulos, pero no bajes demasiado.*

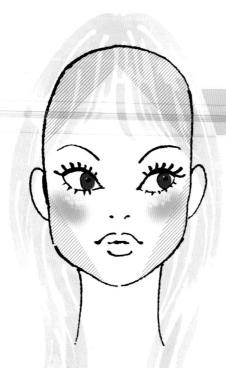

CARA CUADRADA *Esta técnica es para suavizar los ángulos.*

Contorno *Úsalo en ambas "esquinas" de la mandíbula y de la frente, para crear forma de diamante.*

Iluminador *Úsalo en la parte superior de las mejillas.*

Rubor *Úsalo en los pómulos.*

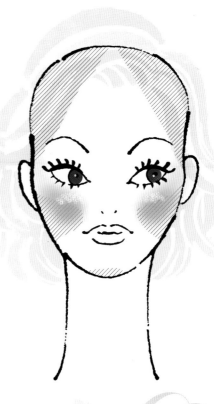

CARA EN FORMA DE CORAZÓN *La aplicación inteligente del maquillaje equilibrará el tamaño de la frente.*

Contorno *Úsalo en las sienes y las esquinas de la frente, y en la punta de la barbilla.*

Iluminador *Úsalo en la parte superior de las mejillas.*

Rubor *Empieza en la parte superior de las mejillas y difumina hacia las sienes.*

Técnicas sencillas para dar forma

Yo tengo dos métodos para darle forma a mi cara: uno diario y otro para las ocasiones especiales. Mi técnica diaria no te hará parecer que tienes 5 libras menos ni bajar la hinchazón causada por el sushi rico en sodio y la gran cantidad de salsa de soya, pero realzará tus rasgos más bellos y logrará equilibrar el resto.

■ UN ARREGLITO BARATITO ■

Yo tengo nariz de bola: redonda y sin definición. Te voy a mostrar dos trucos que te darán la nariz de tus sueños: aplica un poco de iluminador en la punta de la nariz para dar la impresión de que le das definición. Luego, aplica un polvo marrón mate alrededor de los agujeros. Difumínalo bien y tendrás una nariz nueva, como si te hubieras hecho la cirugía sin pagar los miles de pesos que cobran los cirujanos.

maquillaje diario

Los pasos son los mismos independientemente de tu tipo de rostro, pero el lugar en el que aplicas los brillos faciales y los productos para el contorno deben ser los que aparecen en las ilustraciones anteriores. El polvo para dar forma que yo uso a diario es Symmetry, de MAC.

HERRAMIENTAS:

❋ Una brocha mediana y ligeramente en ángulo, para cubrir el área deseada.

❋ Un corrector mate para dar contorno o un bronceador mate.

❋ Un iluminador en crema algo más claro.

❋ Una brocha grande y esponjosa para difuminar todo el área.

❋ Polvo suelto translúcido.

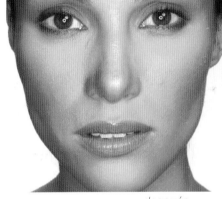

antes — *después*

PASOS:

Usa el corrector sólo donde haya enrojecimiento o decoloración. Usa el puntillismo en cualquiera de las imperfecciones. El objetivo es crear un lienzo de tono parejo y listo para aplicar los polvos de definición sin tener que usar demasiado maquillaje de antemano.

❋ Usa la brocha mediana con un poco de ángulo para aplicar el corrector marrón mate con una capa fina en la mandíbula, las hendiduras de las mejillas, la línea del cabello y los lados de la nariz. Aplica el corrector primero porque es el que requiere difuminarlo más.

❋ Usa las yemas de los dedos para aplicar un iluminador en crema en la zona superior de las mejillas, en el centro inferior de la nariz y en la barbilla, el centro de la frente y los párpados.

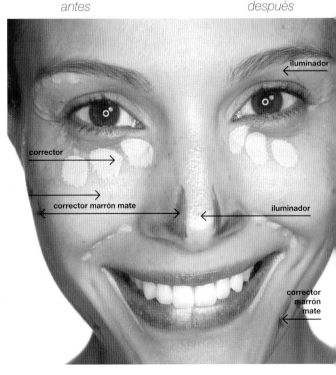

- Usa una brocha facial mediana para aplicar una capa muy fina de bronceador mate.
- Usa la brocha grande para aplicar una capa ligera de polvo suelto translúcido y sellar el maquillaje. Para mantener la piel húmeda, aplica el polvo sólo bajo los ojos, en las mejillas, los pliegues alrededor de la boca, la barbilla y el centro de la frente.

maquillaje para una ocasión especial

El objetivo es conseguir una versión mejorada de ti misma al definir las zonas planas de las mejillas, la barbilla y las sienes. Igual que con el método diario, los pasos de aplicación son los mismos, pero debes adaptar la aplicación de brillos faciales y productos de contorno a la forma de tu rostro. Esta técnica se basa en los correctores en crema, ya que son más opacos y se adhieren mejor. A causa del trabajo que requiere, yo la uso sólo para sesiones fotográficas y actos nocturnos.

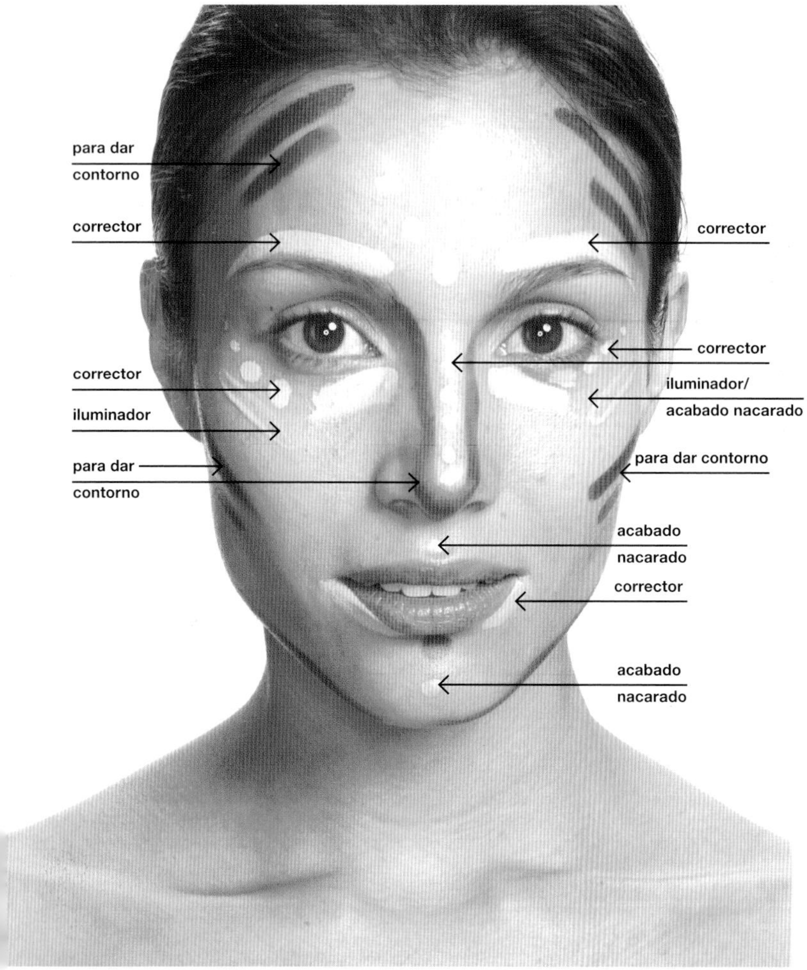
para dar contorno
corrector
corrector
corrector
corrector
iluminador
iluminador/ acabado nacarado
para dar contorno
para dar contorno
acabado nacarado
corrector
acabado nacarado

HERRAMIENTAS:

- Un corrector en crema de tono amarillo, dos tonos más claros que el tono de tu piel
- Un corrector en crema de tono marrón dos o más tonos más oscuro que el tono de tu piel
- Una esponja pequeña para difuminar

PASOS:

- Para empezar, limpia bien la cara y aplica la crema hidratante. Si te hace falta corrector bajo los ojos, aplícalo ahora. Si tu tono de piel es disparejo, aplica una capa fina de base.
- Aplica el corrector más oscuro en toques más pequeños, en las áreas que quieras atenuar según la forma de tu rostro.
- Aplica un toque del corrector más claro en las áreas que quieras resaltar en un primer plano. Para la mayoría de las mujeres son las mejillas, el centro de la nariz, la barbilla y probablemente el centro de la frente.
- Moja la esponja con un rociado rápido de agua. Escurre el agua que sobre.
- Aquí es donde la artista cobra forma. Difumina el corrector de forma suave y pareja en el rostro. Empieza difuminando las áreas más oscuras hacia las más claras.
- Aplica un polvo translúcido para sellar el maquillaje. Usa una esponja seca para aplicar el polvo sólo en las zonas en las que quieras eliminar el brillo: debajo de los ojos, los pliegues alrededor de la boca y el centro de la frente.

principios básicos sobre el rubor

Después de darle forma a la cara, aplica tu rubor preferido en la parte superior de las mejillas. Con tantos matices y fórmulas disponibles, para muchas mujeres es difícil encontrar el que buscan. Todas hemos oído que deberíamos escoger un rubor rosado con el color que se nos queda en la mejillas cuando la tía Clotilde nos las pellizca, pero yo no estoy de acuerdo. Si eres como yo, seguramente querrás atenuar cualquier enrojecimiento en la piel. Yo tengo un poco de rosácea alrededor de la nariz, y un rubor rosa o rojizo sólo empeoraría la decoloración, así que me limito a usar rubores anaranjados o cobrizos. Puede que te guste más el tono melocotón. También recomiendo usar un bronceador en lugar del rubor. De todas formas, un rubor luminoso puede crear un aspecto totalmente diferente. Pero cuando mi cutis está claro y parejo, me encanta jugar con los colores en mis cachetes. Uno de mis rubores preferidos es uno rosa brillante de Anna Sui. Para ver los detalles lee el capítulo "Sí al glamour", donde también encontrarás ideas sobre cómo elegir el color dependiendo de qué estilo quieras: intenso o sutil. Cuando me preparo para la alfombra roja saco los rosas fluorescentes, que me encantan, ¡porque de verdad te hacen destacar!

En cuanto a fórmulas, estos son los diferentes tipos que encuentras en el mercado:

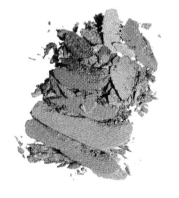

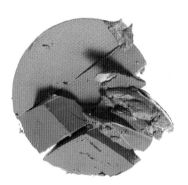

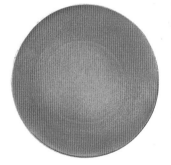

POLVO	CREMA	GEL
El más comúnmente usado, ideal para cualquier tipo de piel y obligatorio para la piel propensa al acné, porque los geles y las cremas pueden obstruir los poros.	Ideal para las pieles secas; aplícalo antes del polvo facial.	Más difícil de usar porque se seca tan rápido que tienes que actuar muy deprisa; el gel también se debe aplicar antes que el polvo.

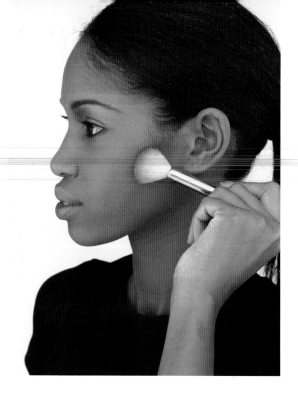

cómo aplicar
el rubor en polvo

Cuando hayas aplicado y definido el contorno, aplica una
fina capa de polvo translúcido y después:

❋ Aplica el rubor hacia arriba empezando por las
hendiduras de las mejillas, y hacia atrás y hacia arriba
en los pómulos.

❋ Difumínalo bien en las mejillas al completo y las
hendiduras debajo de los pómulos.

Cómo aplicar el rubor en crema o en gel

Cuando hayas aplicado la base y definido el contorno, pero
antes de aplicar el polvo suelto translúcido:

❋ Aplica una pequeña cantidad en las hendiduras de las
mejillas con las yemas de los dedos y difumínalo hacia
las sienes.

❋ Si el tono es poco intenso, aplica un poco más y
difumínalo de nuevo. Trata de dar más intensidad
de forma gradual. Es más fácil seguir aplicando que
eliminar el que sobra.

❋ Aplica una capa fina de polvo suelto translúcido.

¡a broncearse!

El bronceador es una de nuestras mejores armas femeninas. Ayuda a atenuar los enrojecimientos, nos da un
aspecto bronceado y saludable y realza nuestros rasgos.
Aplícalo en las zonas en las que el sol broncea de forma
natural.

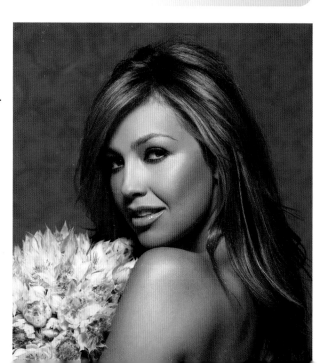

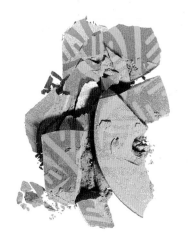

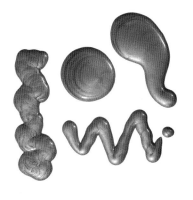

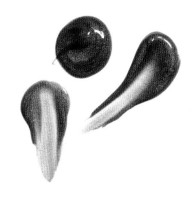

POLVO	**GEL**	**LÍQUIDO**
Este bronceador es el más fácil de aplicar. Úsalo después de aplicar el polvo translúcido.	El gel deja la piel con aspecto de estar húmeda, ideal para los días al aire libre. También se sella rápidamente, así que sé ágil con los dedos. Como gel diario yo uso el rubor en gel de Tarte. Te da un brillo deportivo.	Es más espeso que el gel. Aplica una pequeña cantidad gradualmente. Yo lo uso normalmente en el cuerpo. Flamingo Fancy, de Benefit, hace que mis piernas reluzcan como las de las modelos de Victoria's Secret.

Cómo aplicar el bronceador en polvo

Después de aplicar la base y haberle dado forma a tu cara, acaba con una capa fina de polvo y luego:

❋ Aplica el bronceador con una brocha esponjosa en los lugares donde normalmente te da el sol: mejillas, frente, barbilla y nariz.

❋ Difumínalo bien por todo el rostro para eliminar las líneas de demarcación. El efecto debe ser parejo.

Cómo aplicar el bronceador líquido o en gel

Después de aplicar la base y haberle dado forma a tu cara, pero antes de aplicar el polvo suelto:

❋ Aplica una pequeña cantidad de bronceador con las yemas de los dedos donde el sol da en la cara normalmente: mejillas, frente, barbilla y nariz.

❋ Difumínalo con los dedos. Si el color es demasiado claro, aplica un poco más y difumínalo de nuevo. Intensifica el color de forma gradual: igual que con el rubor, es mucho más fácil aplicar más si hace falta que eliminar el que te sobra.

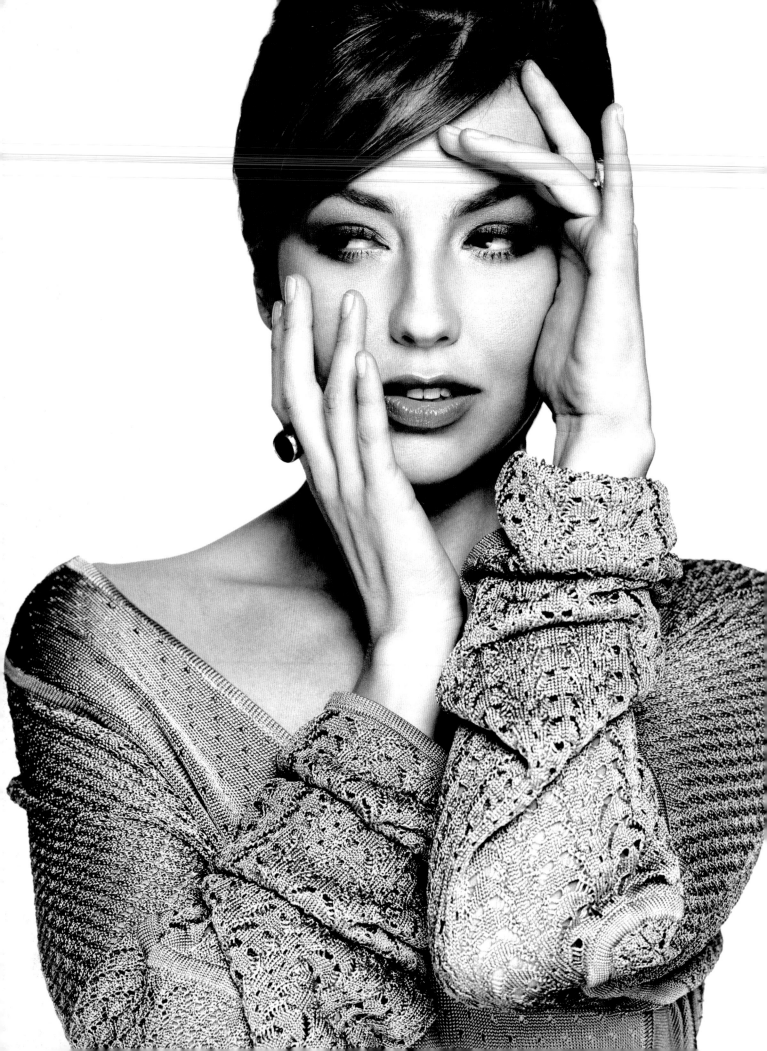

ojos de diosa

MAQUILLAJE DIGNO DE LAS FAMOSAS

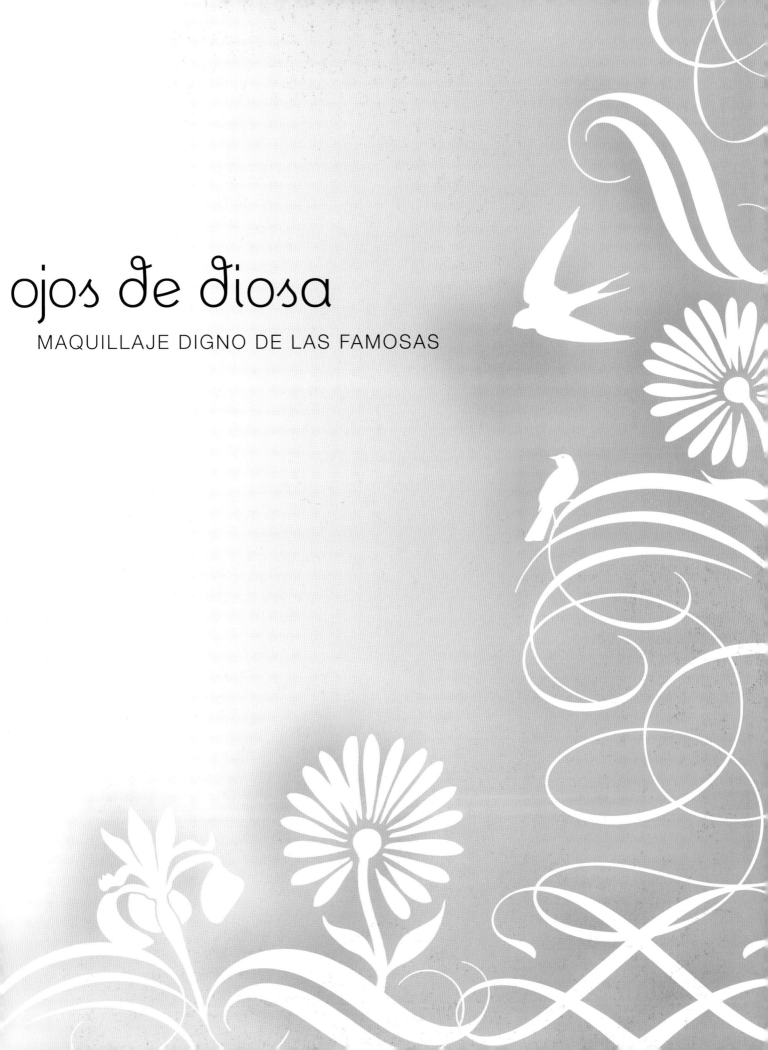

Los ojos son la parte más expresiva del rostro de

de cualquier mujer, y el lugar ideal para añadirle color e intensidad. El maquillaje para los ojos puede ser luminoso y atrevido, oscuro y sensual, dulce y coqueto o que apenas se note. En este capítulo te doy mis consejos sobre cómo crear estilos diferentes. Primero te voy a mostrar los conceptos básicos sobre cómo moldear y cuidar las cejas: es mucho más que depilarlas con las pinzas. Y luego te explicaré lo básico sobre las sombras, los delineadores y el rímel.

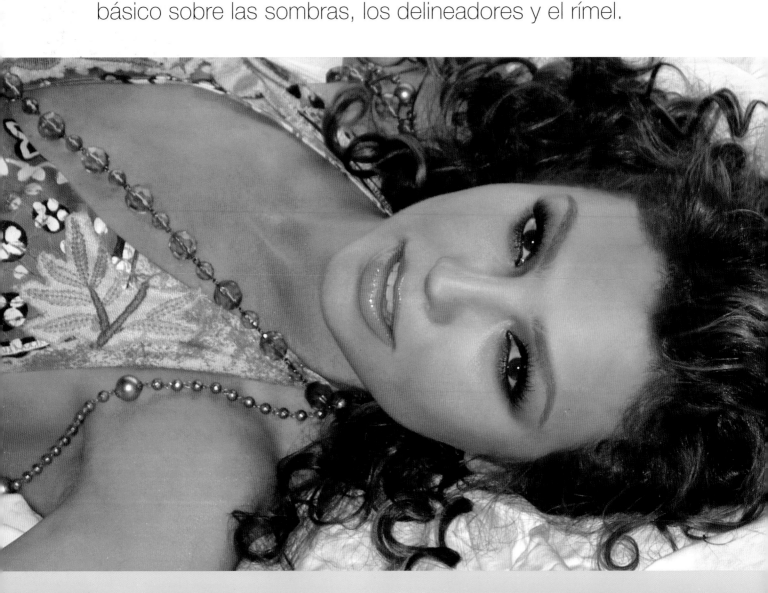

todo sobre las cejas

Yo creo firmemente que las cejas son el punto clave para lucir un rostro cuidado y perfecto. Le dan definición y equilibrio a los rasgos faciales.

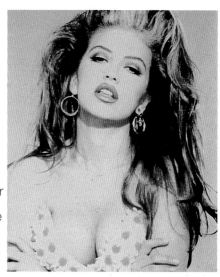

Yo soy una fanática de las cejas. Cuando era más joven me dejé convencer para experimentar diferentes estilos con mis cejas, desde las cejas súper gruesas de los 80 hasta las cejas finas de pincel. Aunque ahora tengo acceso a los mejores maquilladores y esteticistas del mundo, yo me arreglo las cejas. Ni cera ni depilación para mí. Sólo uso las pinzas porque me dan más control y precisión. Pero ésa es mi opinión. Sólo porque me gusta que cuando se trata de mis cejas nadie más que yo las toque, no significa que tú tengas que hacer lo mismo. Si no tienes experiencia o crees que no hay manera de que vayas a ser capaz de domar y convertir esa "uniceja" en una par de lindas cejitas, entonces, sin dudarlo, acude a un esteticista. Si ves a alguien con un par de cejas preciosas, pregúntale dónde se las arreglaron. Una buena esteticista de cejas es una gran inversión.

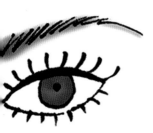

...stración muestra los ángulos
...del principio y el final de las cejas,
...da natural del arco.

Déjame darte un sabio consejo: el objetivo no es quitarle a tus cejas su forma natural, sino moldearlas. Algunas mujeres tienen la suerte de tener cejas de Brooke Shields y sólo tienen que usar las pinzas. A medida que envejecemos nuestras cejas empiezan a afinarse, razón por la que un día miras a mamá y te preguntas dónde fueron a parar sus cejas. Así que, antes de empezar a recortar como si fueras un jardinero que ha bebido demasiado Red Bull, repite este mantra: más vale no llegar que pasarse.

Para lograr estilos diferentes es necesario usar técnicas diferentes. Para el día a día aplico gel en las cejas. Si voy a salir uso un polvo ligero para darles un aspecto más lleno y suave. Y para el escenario saco mis armas más potentes: los lápices delineadores.

cómo conseguir cejas de ensueño

Una de las herramientas más importantes es el pincel delineador. A la hora de elegir el color, normalmente es más seguro elegir un tono más claro que el de tus cejas. Si te pasas, es mejor que lo hagas con un tono claro. Si usas más de la cuenta con un tono oscuro acabarás pareciéndote a Frida Kahlo, quien era muy bella, pero pocas personas logran serlo con ese estilo de cejas.

HERRAMIENTAS:

❋ Pinzas

❋ Brocha para las cejas, un cepillo de rímel limpio o un peine de dientes finos.

❋ Lápiz delineador o polvo para las cejas

❋ Gel para las cejas

❋ Brocha para las cejas de cerdas rígidas, para aplicar el polvo

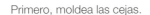

Primero, moldea las cejas.

❋ Con las pinzas, empieza a depilar los vellos que se salgan de la línea natural de tus cejas e intenta darle forma a la ceja a lo largo del borde, vello por vello.

❋ Repite tu mantra: más vale no llegar que pasarse.

❋ Un buen consejo para no depilar demasiado: alterna entre ceja y ceja. Trabaja un poquito en una y un poquito en la otra. Eso te ayudará a que luzcan simétricas.

❋ Cuando termines de depilar, usa la brocha para las cejas, el cepillo limpio de rímel o el peine de dientes finos, y peina las cejas hacia arriba. Así podrás ver los huecos o áreas espaciadas.

Rellena los huecos o áreas espaciadas con el lápiz o el polvo para las cejas.

Si usas el lápiz:

❋ Asegúrate de que está afilado.

❋ Aplica líneas finas y suaves.

❋ Si es necesario, extiende la longitud de las cejas con unos trazos separados. Extiende la línea sutilmente o se verá que es artificial.

❋ Usa la brocha o el cepillo limpio de rímel para difuminar el delineador. Una vez más, péinalas hacia arriba. El efecto que debes crear al final es el de unas cejas más definidas sin que parezcan pintadas.

❋ Sella el efecto con el gel para las cejas.

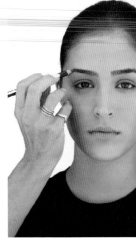

Si usas el polvo:

❋ Aplícalo con una brocha de cerdas rígidas una vez que las has depilado y moldeado. El polvo para las cejas crea una línea más sutil que el pincel y es mejor para uso diario que para una ocasión especial.

❋ Rellena cuidadosamente las áreas espaciadas. Luego, si ves que es necesario, extiende un poco la línea.

❋ Usa una brocha para las cejas para peinar los vellos y difuminar el polvo.

❋ Acaba con el gel para las cejas. Aplícalo de forma espaciada y cepilla los vellos lo justo para asentarlo y sellar el polvo.

ojos divinos: sombra profesional

Me encanta la sombra de ojos porque la puedes usar para crear múltiples efectos y colores. Para hacerlo simple, empezaré con un estilo básico y luego te mostraré miradas más atrevidas.

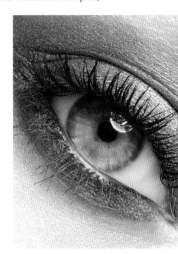

sombra de ojos básica

Hay muchas formas de aplicar las sombras, pero sólo una técnica básica: domínala y podrás experimentar con varios estilos. En general se usan tres tonos o colores de sombras. Aquí tienes la lista completa de herramientas que necesitas para lucir unos ojos coquetos:

※ Base para la sombra, que ayuda a que dure más. Puedes comprar cremas específicas para la sombra o simplemente usar tu base.

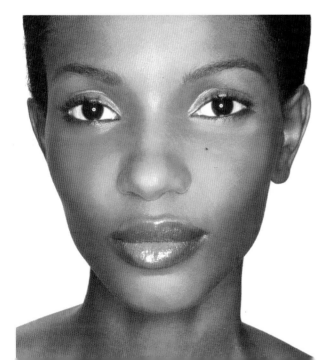

　　※ Color total, el tono intermedio de los tres. Es el color principal de la sombra y se aplica sobre el párpado, desde la línea de las pestañas hasta el arco superciliar.

　　※ Para dar contorno usa un tono más oscuro que el del color del párpado para moldear los ojos.

※ El color luminoso es el último que se aplica y se usa para dar énfasis.

※ Una brocha mediana de sombras para aplicar el color del párpado y el iluminador.

※ Una brocha pequeña para dar contorno y un efecto intenso.

Con estas herramientas puedes crear ojos de ensueño. Seguir estos pasos puede parecer complicado, pero no te preocupes: la técnica es facilísima.

※ Con la yema del dedo, aplica una base ligera y sin grasa en el párpado o usa una base de sombras para emparejar el tono de la piel. Aplica un poco de polvo translúcido para sellar la base. Cuidado: si usas demasiado penetrará en los pliegues y las líneas.

※ Aplica el color del párpado con la brocha mediana, desde la línea de las pestañas hacia arriba. Si quieres un estilo elegante, éste es el último paso.

※ Con la brocha pequeña, aplica el color más oscuro sobre la línea inferior del párpado hacia fuera.

※ Difumínalo bien con el color intermedio, usando la brocha mediana.

※ Vuelve a usar la brocha pequeña. Aplica el color oscuro sobre la línea de las pestañas inferiores y el extremo exterior de las superiores.

※ Con la brocha intermedia, aplica el color luminoso sobre el arco superciliar. Ten cuidado de no aplicar mucho o parecerá que tienes los párpados gruesos.

delineador en lápiz y líquido

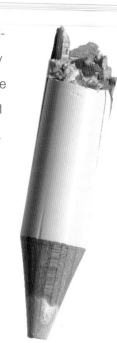

Yo no uso el delineador todos los días. Para mí, los ojos son la oportunidad perfecta para experimentar. A veces me provoca lucir ojos románticos sin apenas maquillaje, así que aplico el rímel y una sombra neutra con brillo. Otras veces me siento atrevida y aventurera. Entonces, además de las sombras, saco los delineadores. Nada como el delineador para resaltar los ojos. Hace que el blanco de los ojos se vea más blanco y la forma más definida. Pero para las grandes ocasiones, prueba con el delineador líquido y consigue una mirada de sirena tipo Sofía Loren. Los colores más comunes son marrón oscuro y negro, porque definen los ojos y son colores a prueba de errores. Yo creo que experimentar con colores diferentes es genial, por lo que te mostraré algunas de mis técnicas en la sección de paletas de colores. Ya uses un delineador líquido o un lápiz, aplícalo siempre frente al espejo y en una zona bien iluminada. Gira un poco el espejo de forma que mires hacia abajo y veas todo el párpado.

ojos naturales con el lápiz delineador

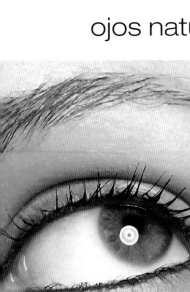

HERRAMIENTAS:

✻ Lápiz delineador

✻ Sacapuntas

✻ Cotonetes o una esponja
   de sombras pequeña

La punta del lápiz debe estar afilada, pero redondéala un poquito con los dedos.

✻ Estira el párpado y comienza en la esquina interior, dibujando pequeños puntos tan cerca como puedas de la raíz de las pestañas, cada punto lo más cerca posible del otro. Trabaja desde dentro hacia fuera.

✻ Para hacer los ojos más grandes, extiende ligeramente el delineador más allá de la esquina exterior del ojo. Si haces una línea más gruesa te dará un toque felino.

✻ Usa el cotonete o el aplicador de esponja para suavizar y difuminar la línea de puntos. Yo uso un cepillo de cerdas rígidas para difuminar bien la línea de puntos hacia la raíz.

✻ Para la línea de las pestañas inferiores, usa trazos pequeños tan cerca de la línea como te sea posible. El delineador en la línea inferior queda mejor cuando se aplica sólo en dos tercios de la superficie del ojo. La excepción es cuando quieres crear una mirada intensa; lo mejor es aplicar el delineador (lápiz o polvo) en cantidades generosas y alrededor del ojo, incluso en la línea interior.

■ ¡SECRETO DE LAS FAMOSAS! ■

Los lápices delineadores están hechos de cera y se derriten. Para no acabar con ojos de mapache, usa una brocha en ángulo para sellar la sombra de ojos con polvo translúcido.

ojos sensuales e intensos con el delineador líquido

Si combinas el delineador en polvo con el líquido crearás una mirada intensa e irresistible.

HERRAMIENTAS:

❋ Delineador líquido

❋ Brocha para el delineador con cerdas rígidas

❋ Sombra de ojos en polvo, delineador en polvo o polvo para las cejas

Esta técnica requiere mucha práctica, ¡pero el efecto es increíble! Tendrás ojos oscuros y luminosos dignos de la noche más romántica o la alfombra roja.

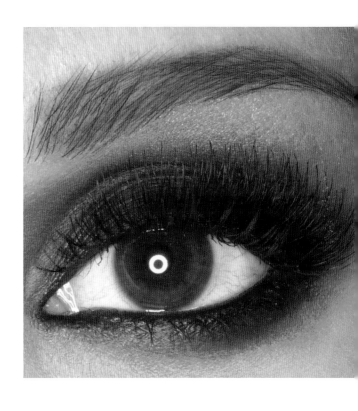

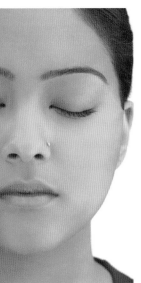

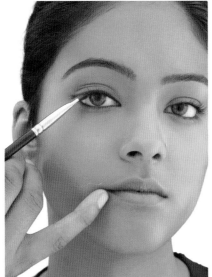

❋ Estira el párpado con una mano.

❋ Con la otra, aplica el delineador líquido sobre la línea de las pestañas desde dentro hacia fuera, tan cerca como puedas. ¡Mantén el pulso!

❋ Nunca he visto a nadie aplicar delineador líquido en la línea inferior y que le haya quedado bien. Es demasiado intenso.

❋ Aplica una sombra oscura, polvo para las cejas o delineador en polvo y traza una línea suave por encima. Difumínala y extiéndela hacia las esquinas exteriores para crear el efecto felino.

¡SECRETO DE LAS FAMOSAS!

Aplicando el maquillaje, soy Speedy Gonzales. Sólo necesito cinco minutos. Como siempre estoy de un lado a otro, he tenido que aprender a maquillarme en un vehículo en movimiento. ¿El truco? ¡Apoya la mano en el dedo meñique! Por ejemplo, mientras aplicas el rímel o el delineador, sujeta el lápiz o el cepillo con el pulgar, el índice y el medio mientras te apoyas con el meñique. ¡Arriba, arriba! ¡Ándale!

¡dale ritmo a tu rímel!

El rímel es como el merengue del pastel: alarga, da grosor y oscurece las pestañas, creando el marco perfecto para tus hermosos ojos. Recomiendo el rímel de color negro o marrón oscuro, a no ser que tengas pestañas muy rubias, en cuyo caso yo usaría un color más claro también.

pestañas más voluminosas

HERRAMIENTAS:

❋ Rizador de pestañas

❋ Base (opcional)

❋ Rímel

❋ Cepillo para las pestañas o las cejas

Es hora de superar todos tus temores sobre ese aterrador artilugio: el rizador de pestañas.

❋ Agarra ese rizador de pestañas como si fueras una guerrera ninja, sin miedo, y coloca el extremo inferior de goma cerca de las raíces de las pestañas superiores, ciérralo suavemente y mantenlo así cinco segundos. Ni te enterarás.

❋ Yo también le doy un toque en el centro de las pestañas para que no sólo las ondee sino que las rice.

❋ Éste paso es opcional. Aplica la base blanca en las pestañas exteriores para extenderlas y darles más presencia. Concéntrate en las puntas si lo que quieres es alargarlas o aplícala en la totalidad de las pestañas si quieres darles volumen. Deja que se seque durante treinta segundos.

❋ Antes de aplicar el rímel, asegúrate de que no hay exceso de rímel en el cepillo. Un rímel de buena calidad sólo tiene la cantidad suficiente. Mis preferidos son Definicíls de Lancôme e Infini Curl Mascara de Yves Saint Laurent. Si ves que tiene demasiado, límpialo con un pañuelo de papel.

❋ Aplica la primera capa de rímel desde las raíces hacia fuera en las pestañas superiores.

❋ Para la segunda y tercera capas, concéntrate en las puntas de las pestañas. Usa el cepillo para intensificar las puntas y tendrás pestañas superlargas.

❋ Espera unos treinta segundos para que se sequen.

❋ Usa un peine para eliminar los grumos.

❋ Elimina el exceso de rímel con un pañuelo de papel. Luego aplica el rímel con la punta del cepillo en las pestañas inferiores.

■ ¡SECRETO DE LAS FAMOSAS! ■

Padezco de hinchazón en los ojos, especialmente cuando no duermo lo suficiente. Saco del refrigerador una patata cruda (debe estar fría), corto unas rodajas y las coloco sobre los ojos durante unos quince minutos. Baja la hinchazón en seguida, aunque haya dormido poco. ¡Y lista!

las pestañas postizas

¡Me encantan! Creo que en otra vida he sido una "drag queen", porque adoro el efecto dramático que dan las pestañas postizas. Mis preferidas son las que vienen en secciones individuales que puedes colocar estratégicamente en la línea de las pestañas y las fabulosas pestañas completas hechas de visón. Las pestañas de visón son de un bello color caoba brillante. El efecto: ¡estás estupenda! Parecerá que tienes unas pestañas largas y voluminosas que no necesitan rímel.

No te asustes a la hora de usar pestañas postizas y pegamento. Como todo lo demás, sólo requiere un poco de práctica, y yo he simplificado el proceso tanto como he podido. Las pestañas postizas se colocan después de aplicar la sombra y el delineador pero antes del rímel.

cómo usarlas

HERRAMIENTAS:

❋ Pegamento para pestañas postizas

❋ Un juego de pestañas para cada ojo, recortado para que se ajusten a los dos tercios exteriores de tus pestañas naturales.

❋ Pinzas

❋ Delineador líquido (si es necesario) y rímel

Ponte en una habitación bien iluminada y mantén el pulso.

❋ Aplica el pegamento en la línea interior del juego de pestañas y espera treinta segundos.

❋ Sujeta las pestañas con las pinzas tan cerca como puedas de la línea interior y colócala suavemente sobre los dos tercios exteriores de la línea del ojo. Aplica una presión suave con las pinzas. Si eres lo suficientemente ágil puedes usar los dedos.

❋ Espera treinta segundos como mínimo para que se seque el pegamento. Es importante que los extremos se peguen bien para que duren más. Si es necesario, cubre cualquier imperfección o marca con delineador líquido de color negro o marrón oscuro.

❋ Aplica una capa ligera de rímel para mezclar las pestañas naturales con las postizas.

efectos especiales para tus ojos

OJOS PEQUEÑOS Para hacer que se vean más grandes, elige un color un poco más oscuro que el de tu párpado. Aplícalo sólo en los dos tercios exteriores del párpado, sobre el globo ocular. Si llevas delineador evita usar un color oscuro sobre la línea de las pestañas, ya que tiene el efecto de cerrar el contorno de los ojos.

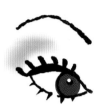 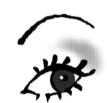

OJOS JUNTOS Logra el efecto de separación aplicando una sombra de intermedia a oscura en el tercio exterior del párpado. Empieza en la línea de las pestañas y difumina hacia arriba, pasando el párpado. Aplica los colores claros como el brillo en la esquina interior del ojo. Aplica el delineador solamente en la línea exterior de las pestañas superiores.

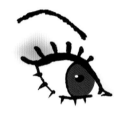 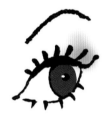

OJOS SEPARADOS Es la técnica opuesta a la anterior. Aplica el color oscuro de contorno en la esquina interior del ojo, desde la esquina hacia arriba, pasando el párpado pero sin llegar al arco superciliar.

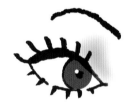 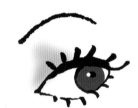

OJOS REDONDOS Para crear el efecto de unos ojos almendrados, aplica el color de contorno en la zona exterior del párpado. Aplica delineador sólo en la línea superior exterior de las pestañas, ya que el delineador en la línea inferior acentúa la redondez.

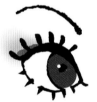 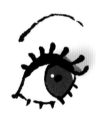

■■ ¡CONSEJO!

Hay cientos de artículos sobre estuches de cosméticos con los productos esenciales de maquillaje. Aquí tienes un secretito: si vas a usar pestañas postizas, ¡lleva siempre contigo el pegamento! Yo aprendí este truco a las malas, en una gala con fotógrafos en todas partes. Todo el mundo estaba guapísimo y pasándola bien y ahí estaba yo, sonriendo y esperando que nadie notara que uno de mis juegos de pestañas postizas se estaba despegando. Créeme, no es una forma divertida de pasar una noche de glamour en la ciudad.

¡miradas que matan!

Ahora es cuando empezamos a divertirnos de verdad. He creado estos estilos diferentes para animarte a salir de tu rutina. ¡Saca tu estuche de cosméticos y prueba estos estilos!

ojos de Brigitte Bardot

Este estilo imita los ojos intensos de los 60.

❊ Comienza preparando los ojos aplicando una base de sombras para eliminar la decoloración del párpado.

❊ Aplica un color blanco mate con una brocha mediana, desde la línea de las pestañas hacia las cejas.

❊ Con una brocha de sombras pequeña, aplica una sombra gris mate sobre el pliegue del párpado para dar contorno, desde la parte interna hacia la externa. Haz la línea más gruesa a medida que te acercas a la esquina exterior del ojo, pero al final termina con una línea delgada.

❊ ¡No lo difumines! Debe quedar atrevido y exagerado.

❊ El siguiente paso es el delineador. Usa un delineador afilado o líquido (lo que te resulte más fácil) de color negro sobre la línea de las pestañas.

❊ Alarga la línea hacia fuera y extiéndela hacia arriba. Haz el trazo un poco más ancho a medida que te acercas al extremo exterior del ojo.

❊ Usa un delineador blanco para trazar una línea sobre el borde interior del ojo. Esto hará que el blanco de tus ojos se vea más grande y más blanco.

❊ ¡Este estilo pide a gritos las pestañas postizas! Colócalas sobre la línea de las pestañas.

❊ Usa un lápiz de ojos o un delineador líquido de color negro para cubrir cualquier exceso de pegamento.

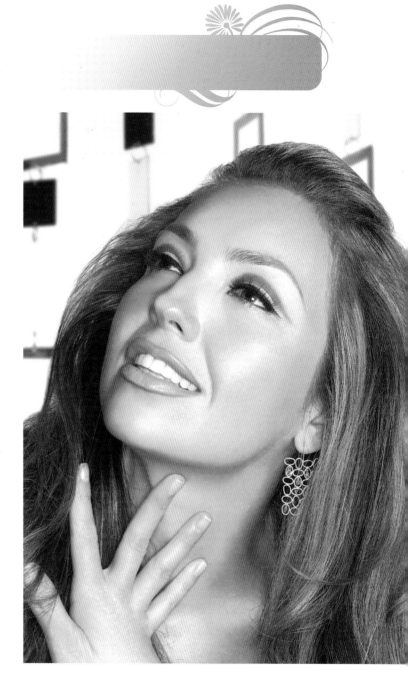

❊ Aplica una capa generosa de rímel negro en las pestañas superiores, creando esa mirada de muñeca y ojos abiertos típica de los años 60.

❊ Los ojos son tan intensos que es mejor que el resto del maquillaje sea lo más simple posible.

❊ Asegúrate de que las cejas están perfectamente arregladas, ya que los ojos serán el centro de atención.

ojos bellos e intensos

Este bello estilo está inspirado en los colores brillantes e intensos de las plumas del pavo real.

❋ Prepara los ojos con una base de sombras o un corrector para emparejar las decoloraciones y asegurarte de que el color dure más.

❋ Empieza con una sombra de tono dorado nacarado y aplícala sobre todo el párpado con una brocha mediana, desde la línea de las pestañas hasta las cejas, especialmente para resaltar el arco superciliar.

❋ Con una brocha de sombras pequeña empieza a aplicar el intenso y brillante verde sobre la órbita del ojo. Aplícala en capas, intensificando el matiz con cada aplicación.

❋ Extiende el color al resto del párpado y un poco más arriba, hasta el principio del arco superciliar.

❋ Aplica el azul marino en la línea de las pestañas inferiores con una brocha pequeña. Es un color intenso así que, al igual que con el verde, aplícalo en capas intensificando el color con cada aplicación.

❋ Aplica el dorado nacarado en las esquinas interiores del ojo y en el arco de las cejas y difumínalo.

❋ Coloca las pestañas postizas con el pegamento para pestañas.

❋ Aplica varias capas de rímel de color negro.

❋ Para seguir en el tono de los dorados cobrizos, aplica un bronceador de mejillas y un brillo perlado para darle a tu rostro el toque final.

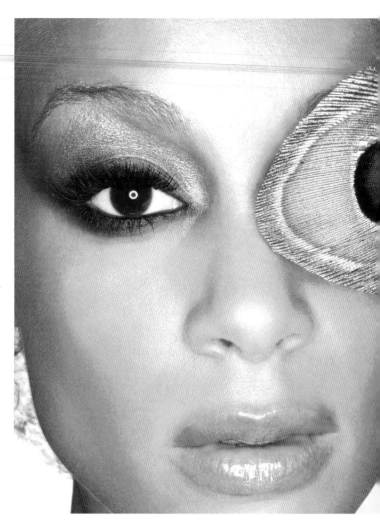

una mirada diferente

Aquí tienes un estilo atrevido, diferente y experimental.

☀ Prepara el párpado con una base para sombras.

☀ Usa una brocha de sombras mediana para aplicar una sombra mate de color rojo en las esquinas interiores del ojo y sobre la zona del globo ocular.

☀ Usa una brocha de sombras pequeña para aplicar una sombra de color morado sobre la línea de las pestañas inferiores y la esquina exterior de la línea de las pestañas superiores.

☀ Difumina los dos colores de forma pareja por encima de la línea de las pestañas superiores, de forma que no puedas apreciar dónde acaba un color y dónde empieza el otro.

☀ Aplica un tono blanco nacarado debajo de las cejas.

☀ Riza las pestañas y aplica una capa de rímel.

☀ Mantén el resto del maquillaje facial sencillo: un toque de color en las mejillas y un brillo luminoso incoloro en los labios.

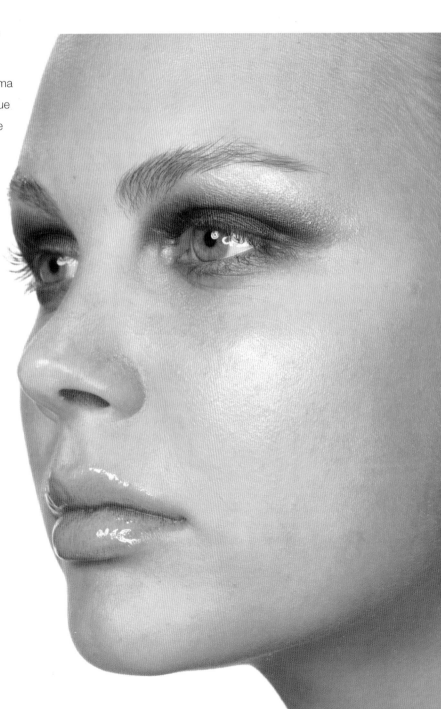

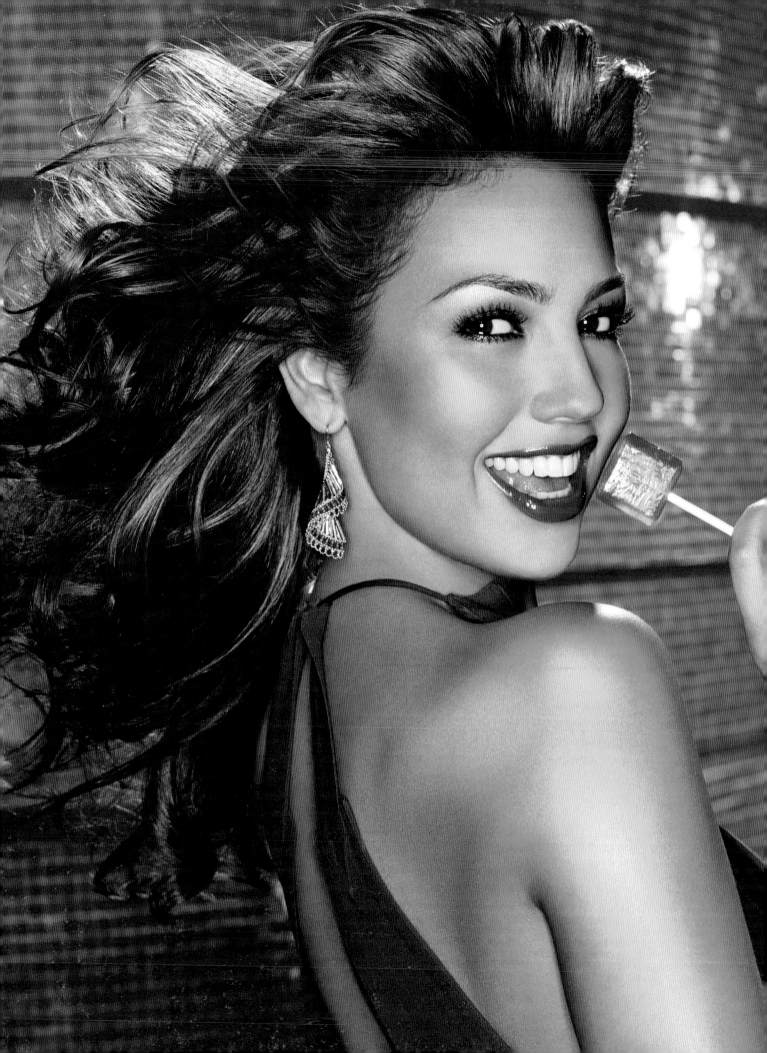

labios de lujo

CUIDADO Y COLOR AL MÁXIMO

En una ocasión me incluyeron en la lista de las

sonrisas más bellas, en una de esas revistas semanales de famosos. Otra de las elegidas fue Halle Berry. ¡Me sentí muy halagada! Sentirse feliz y en paz son puntos clave para tener una sonrisa radiante, pero si le das a una chica el brillo de labios adecuado, su sonrisa irá de simple-mente dulce a súper deslumbrante, aunque no se haya arreglado.

En este mundo de inyecciones de colágeno, todavía pienso que no hay nada como un brillo labial para hacer que una sonrisa deslumbre. El color adecuado puede iluminar todo tu rostro y darte un brillo natural. El brillo labial es perfecto para llevarlo a diario. Aún así yo todavía confío en mi lápiz y delineador labial, sobre todo cuando tengo que actuar en el escenario y necesito un producto que no manche ni se desvanezca en un par de canciones. Puedes conseguir tantos estilos diferentes con tantos productos y técnicas distintas, que no es de extrañar que la mayoría de las mujeres tengan más lápices labiales en el bolso que ningún otro cosmético.

preparación

La piel de los labios necesita un cuidado especial porque no tienen glándulas productoras de grasa. Esto hace que tengan tendencia a resecarse y a que salgan líneas finas. Así es como yo cuido de mis "morritos":

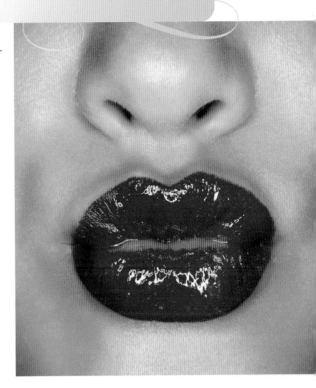

✳ Usa un cepillo de dientes suave o el borde rugoso de una toalla para exfoliar suavemente los labios en tu ducha diaria.

✳ Aplica un bálsamo cuando salgas de la ducha para mantenerlos hidratados.

✳ Hay nuevas cremas exfoliantes para los labios que ayudan a atenuar las líneas, además de mantener los labios hidratados. Una de mis preferidas es Neostrata AHA Lip Conditioner.

✳ Por la noche, aplica una crema o un bálsamo intenso antes de irte a la cama.

lecciones labiales

Al preparar los labios los dejas suaves para aplicar cualquier color o fórmula labial. Hay muchas fórmulas diferentes, y la técnica de aplicación variará según qué producto uses. La selección de colores es también muy amplia. A continuación te explico las diferentes fórmulas principales y la mejor según tu estilo:

Mate La mejor para un color labial intenso y profundo, con una línea muy definida; no son muy adecuados para los labios secos. Aplícalo sobre el delineador con un pincel labial. Empieza en el centro de los labios y sigue poco a poco hacia el borde.

Crema Es la mejor para colores intensos con hidratación. Aplica el color labial en crema con un pincel labial sobre el delineador. Empieza en el centro y sigue poco a poco hacia el borde.

Translúcida La mejor para un toque fresco y sencillo. Aplícalo antes del delineador. Usa un pincel labial o los dedos. Para un estilo más sutil aplícalo con un pañuelo de papel.

Brillo Para lograr luminosidad con varios grados de intensidad. Aplícalo con el aplicador que traen la mayoría de los brillos, un pincel labial o incluso la yema del dedo. Cuanto más fina la textura, más fácil.

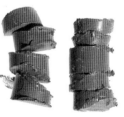

Tinta Labial La mejor para un toque de color duradero sin dejar de ser sutil y ligero. Incluso una romántica sesión de besos no dejará huella en el afortunado al que beses. No lo apliques con los dedos, ¡porque es semi-permanente! Usa el aplicador que traen. Si dudas, usa un cotonete. Por desgracia, tienden a resecar los labios.

técnicas básicas para el delineador labial

Los lápices delineadores crean la base perfecta y tienen un tono duradero que, al contrario que tu lápiz labial, permanecerá aún después del almuerzo y el café. A mí me encanta usar un tono que se acerque al color natural de los labios. Puedes usar el mismo delineador para diferentes colores. Las excepciones a esta regla son ciertos matices del color rojo, pero ya nos ocuparemos de eso más tarde. Para aplicar un delineador labial de forma adecuada:

❋ Asegúrate de que los labios están exfoliados y suaves. Aplica un poco de bálsamo labial o protector para que no se resequen.

❋ Traza una línea fina con un lápiz afilado.

❋ Si no tienes buen pulso usa la técnica de conectar los puntos: aplica el delineador en la línea de los labios con pequeños puntitos tan juntos unos de otros como te sea posible.

❋ Luego traza la línea juntando los puntos con el lápiz delineador bien afilado.

❋ Rellena los labios con el delineador para que dure más tiempo.

◼ ¡SECRETO DE LAS FAMOSAS! ◼

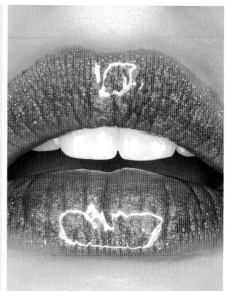

Celine Dion me dio una vez un excelente consejo sobre cómo evitar ese horrible pelo que se pega en el labio en frente de los fotógrafos en la alfombra roja llenándote la cara de brillo labial: antes de salir comprueba la dirección del viento. Y justo allí, dentro de tu limusina, cuando abren la puerta y estás a punto de salir, comprueba con la mano la dirección del viento, y luego sal con la cara frente a esa dirección. ¿Y qué si le estás dando la espalda a los fotógrafos? Sólo tienes que esperar a que cambie la brisa. Luego te giras, con una sonrisa de oreja a oreja, todavía fabulosa, y sin pelos en los labios. Lo mismo se puede aplicar a encuentros diarios: si ves que viene una ráfaga de viento, vuelve la cara hacia esa dirección. Otra opción: usa tinta labial con protector en lugar de brillo labial: los labios no brillarán tanto pero los mantendrá suaves. Y se acabaron las manchas de brillo en la cara por culpa de esos pelos que se quedaron pegados.

efectos especiales para tus labios

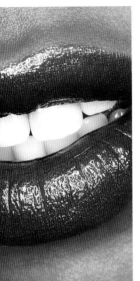

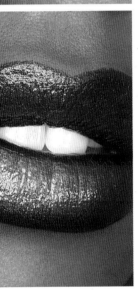

Nadie tiene una boquita perfecta, a menos que seas Scarlett Johansson. Y seguro que hasta ella tiene algún que otro truco en la manga. Con estas técnicas y trucos podrás usar los colores labiales para transformar tus labios y dejarlos casi perfectos.

TONO DISPAREJO Algunas mujeres latinas tienden a tener un tono disparejo en los labios. Te doy dos soluciones:

✳ Encuentra un delineador labial que se ajuste al color más oscuro de tus labios. Delinea y rellena los labios antes de aplicar el color.

✳ O aplica una base media como preparación. Eso emparejará cualquier decoloración y facilitará que el color labial se adhiera mejor.

LABIOS FINOS Usa el delineador para acentuar la forma de tus labios y hacerlos más voluminosos.

✳ Usa un delineador del mismo color que tus labios o parecido. Traza la línea encima de donde se encuentran los labios y la piel, sobre la piel.

✳ Usa un pincel labial para difuminar el delineador hacia dentro. Esto "resalta" la línea natural.

✳ Evita usar colores oscuros o mates. Opta por un color claro y brillos labiales translúcidos.

LABIOS DESIGUALES Usa el delineador para darles forma.

✳ Igual que con los labios finos, usa un delineador del mismo color que tus labios o lo más parecido posible. Traza la línea ligeramente por encima de la línea más delgada de los labios.

▨ NO A LAS ARRUGAS ▨

¿Odias esas líneas finas que salen alrededor de los labios a medida que envejecemos? No existe ningún milagro en un botecito (no te preocupes, ¡seré la primera en avisarte!), pero sí puedes seguir unos consejos para atenuarlas e incluso prevenir que salgan.

No fumes. El tabaco no sólo causa la aparición de radicales libres, da mal aliento y te deja los dientes amarillos, sino que sólo fruncir los labios hará que las líneas aparezcan más rápidamente y sean más profundas. ¡Frunce los labios sólo para besar!

Usa una crema exfoliante para los labios, que no sólo elimina las células muertas de la piel sino que ayuda a darle volumen a la piel alrededor de los labios. Nada como mantener la piel alrededor de los labios hidratada para reducir la apariencia de líneas finas.

Prueba uno de los delineadores inversos que han salido al mercado. Son lápices delineadores incoloros y mates, que se aplican directamente fuera de la línea del labio. Sellan el color labial y previenen la aparición de pliegues. DuWop tiene uno llamado Reverse Lipliner y Mally Beauty tiene uno llamado Lip Fence.

Y si el daño ya está hecho: ¡Tratamientos láser, cariño! Te lo explicaré en el capítulo "Belleza más allá".

❋ Traza la línea en el borde interior del labio, en la parte más gruesa.

❋ Difumina la línea hacia dentro y aplica el color labial con el pincel dentro de la línea.

LABIOS GRUESOS Las mujeres de hoy en día pagan miles de dólares para tener labios más gruesos, pero si piensas que son demasiado, prueba con esto:

❋ Cubre los labios cuidadosamente con una base.

❋ Usa un delineador en un color que se parezca lo más posible al color de tus labios, justo dentro de la línea natural de los labios.

❋ Aplica el color dentro del delineador. Evita fórmulas con brillo y translúcidas.

labios con más volumen

En México, algunas chicas se frotan jalapeños en los labios para conseguir ese "look" voluminoso y sensual en los labios. Créeme: hay formas mucho menos dolorosas de aumentar tus fabricantes de besos.

BRILLO PARA DAR VOLUMEN O BASE Yo no los uso a diario, pero para una cita importante o una ocasión especial, no pueden hacer daño. Mi preferido es Lip Venom de DuWop.

PRODUCTOS PARA RESALTAR Aplica este producto para resaltar el arco de los labios superiores y las esquinas exteriores del labio inferior. Dará la impresión de que los labios son más voluminosos. Hace poco compré un juego de pinceles llamados Flawless Fix Pencil, de Laura Mercier. Vienen en tonos rosas claros y naturales, para resaltar los labios. También ayudan a mantener el color. ¡Me encantan!

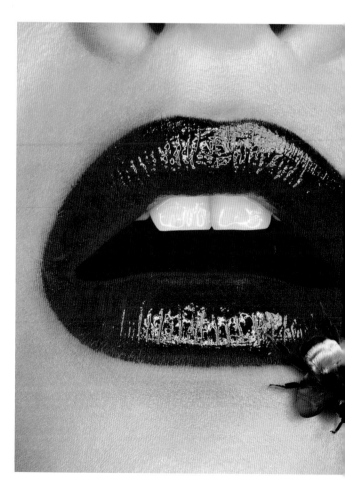

CORRECTOR Aplica el corrector en un tono ligeramente más claro que el color de tu piel para iluminar, atraer la luz y dar la impresión de que tus labios son más voluminosos. El corrector también funciona como base para tu color labial. Sólo tienes que aplicarlo con los dedos, difuminarlo bien y luego aplicar el color labial y el delineador.

DELINEADOR Es la mejor herramienta para realzar de forma sutil la línea de los labios y para añadir una capa fina rellenándolos después de delinearlos.

DELINEADOR IRIDISCENTE DORADO Si lo aplicas ligeramente por encima de la línea de tus labios les da un brillo y sensación de volumen especiales que define mejor tu boca. Sé cuidadosa con esta técnica: la línea no debe ser demasiado evidente. Suavízala con un cotonete después de aplicarla.

FÓRMULAS TRANSLÚCIDAS Evita fórmulas planas o mates. Éstas harán que las curvas naturales de tus labios se vean más planas. Elige fórmulas translúcidas y usa colores claros en vez de oscuros.

BRILLO El mejor sitio para aplicarlo es justo en centro de tus labios. Aplica un brillo intenso sobre el color para darle a tus labios más impacto visual.

POLVO MARRÓN MATE Un toque de polvo marrón mate justo bajo la parte más voluminosa del labio inferior crea una ilusión óptica: tu labio parece más lleno. Aplícalo espaciadamente y difumínalo bien alrededor.

el rojo nunca falla

Es un estereotipo: la atrevida, bella y picante latina con labios rojos, moviendo las caderas y bailando el cha chá chá. No me gustan los estereotipos, pero me encanta el color labial rojo. Me gusta especialmente el rojo coral brillante, que es más juvenil. Un rojo vino mate también es un estilo clásico que nunca falla.

Encontrar el tono de rojo que vaya con tu piel es esencial. Uno de los maquilladores con los que trabajo crea sus propios tonos de rojo para sus clientes. Por ejemplo, mezcla personalmente los rojos de Angelina Jolie que le dan esos labios brillantes y suaves en vez de un rojo fuerte y agresivo. Los mezcla en el estudio del rodaje de una película o un video, usando fórmulas tradicionales como mate o en crema para realzar la belleza de la mujer. Intenta mezclar los rojos que tengas a mano, puede que acabes con un tono perfecto para ti. Si mezclar tú misma los rojos te intimida un poco, limítate a las fórmulas en azul-rojo y marrón-rojo; las basadas en color naranja pueden ser traicioneras: son difíciles de emparejar con el tono de tu piel y pueden resaltar las imperfecciones. ¿Aún tienes dudas? Elige un brillo labial rojo, que te dará un toque de color sin la aventura del lápiz labial rojo tradicional.

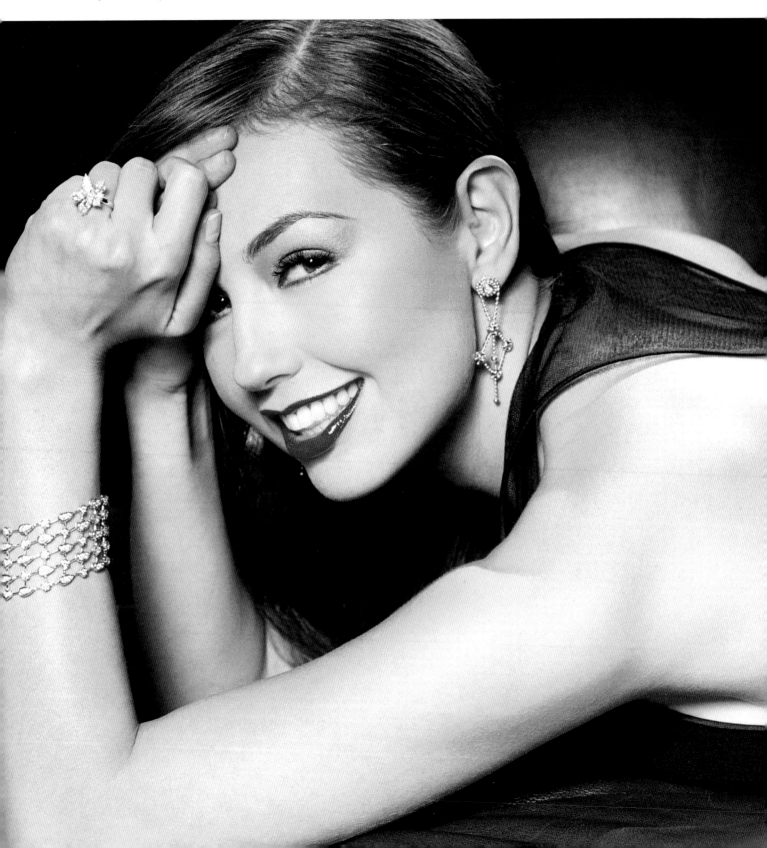

atrévete: labios rojo carmín

Aplicar el color labial rojo es un arte. Independientemente del tono rojo que elijas, sigue estos simples pasos:

HERRAMIENTAS:

※ Protector o bálsamo sin grasa

※ Producto para dar volumen (opcional)

※ Delineador labial en tono neutro

※ Pincel labial

※ Color labial rojo cremoso o mate

※ Una capa de pañuelo de papel (quítale dos capas al pañuelo normal)

※ Polvo suelto (opcional)

※ Brillo intenso (opcional)

Aplica el color labial rojo sólo una vez que los labios estén hidratados y sin exceso de piel seca.

※ Prepara los labios exfoliándolos bien y aplicando un protector a base de cera para mantener los labios suaves pero no pegajosos. Si quieres añadir un producto para dar volumen, aplícalo ahora.

※ Usa un delineador que se parezca lo más posible al color natural de tu piel y rellena los labios. Creará un lienzo para aplicar el color.

※ Usa el pincel para aplicar el color labial en el centro del labio superior y sigue hasta la línea. Haz lo mismo con el labio inferior sin salirte de la línea.

※ Usa el pañuelo de papel para manchar en él el exceso de color labial. Los colores labiales cremosos y mates están formulados con pigmentos fuertes de color, por lo que el exceso de producto en tus labios sólo aumentará el riesgo de causar manchas, no hacer que dure más.

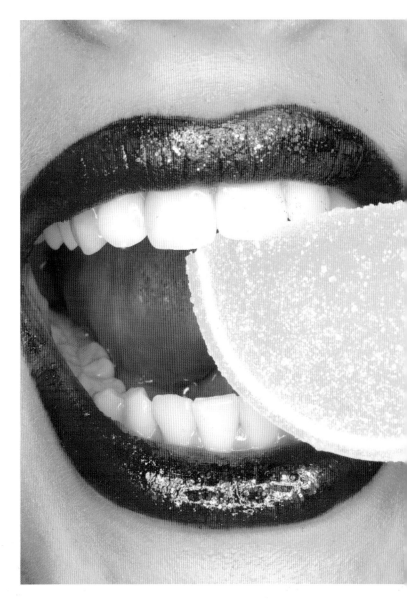

※ Para conseguir más duración, y si no tienes los labios secos, pon la capa de pañuelo de papel sobre los labios y aplica polvo suelto con el pincel. Una capa fina traspasará el papel dándoles un tono mate.

※ Sigue con una segunda capa de lápiz labial.

※ Para actualizar los rojos clásicos, sigue con una capa final de brillo intenso, como hicimos en la foto.

técnicas para sellar el color labial

Nosotras las latinas tendemos a saludar a los familiares y amigos con besos en las mejillas, y las famosas no se quedan atrás en cuestión de saludos con besitos. Los europeos besan en las dos mejillas. ¡Algunos hasta tres veces! Pero las chicas con brillo en los labios se cuidan muchísimo de no dejar una mancha de su brillo favorito en sus tías y sus amigas. Y en cuanto a los hombres de nuestra vida, les gusta el brillo y el lápiz labial cuando está en nuestros labios, no en los suyos. Así que, ¿qué es lo que yo hago cuando voy a saludar y besar a un montón de gente famosa y familiares por igual? Juego a la mejilla-con-mejilla, sin usar los labios. Toca a la persona en los hombros y dale un abrazo que sientas de verdad, para que no parezca que eres antipática o frívola. Y para tu cariño, guarda para más tarde los besos de verdad. Luego sé buena niña y limpia cualquier resto de maquillaje que hayas dejado en sus labios.

las perlas de tu sonrisa

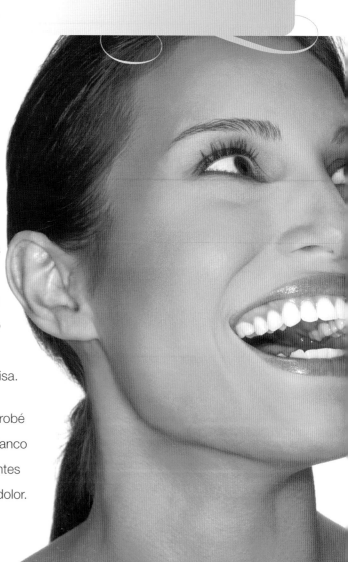

No es suficiente tener unos labios fabulosos: para una sonrisa perfecta también necesitas dientes perfectos. Los dientes son la zona que más les preocupa a las mujeres obsesionadas con la belleza hoy en día. Créeme, entiendo lo que es evitar sonreír porque no te gustan tus dientes: cuando era adolescente tuve que llevar aparatos en los dientes, y todavía hoy día uso protectores transparentes para ayudar a mantener lo que conseguí tras muchos viajes a la consulta del odontólogo. Como con el resto de mis obsesiones tipo Howard Hughes, llevo siempre conmigo un estuche de viaje para el cuidado de los dientes, y los cepillo y aplico el hilo dental después de cada comida. Tener unos dientes limpios y sanos es esencial para lucir una bella sonrisa.

Otra de mis obsesiones es mantenerlos blancos. Una vez probé un tratamiento blanqueador con láser. El resultado fue un blanco resplandeciente, pero después del tratamiento tenía los dientes tan sensibles que sólo con un golpe de viento frío sentía el dolor.

Y, desde entonces, tengo que cepillarme los dientes con una pasta dental especial. Nunca volvería a pasar por algo parecido.

Sin embargo, debo ser justa: algunos amigos también lo han probado y han tenido una experiencia mucho mejor. La lección a aprender es que te informes del tratamiento antes de recibirlo. Si tienes dientes sensibles, ten mucho cuidado. He descubierto que me encantan las tiras de Crest Whitestrips. Si tengo una ocasión especial las uso de antemano. Refuerzan el blanco de mis dientes y le dan brillo a mi sonrisa.

¡SECRETO DE LAS FAMOSAS!

Una de las ocasiones que temer al sonreír (además de ese trocito de espinaca en medio de los dientes) son las manchas de lápiz labial. Mi amiga Ana Luisa Peluffo, una sirena de la gran pantalla del cine de oro de México, me enseñó este truco fabuloso que nunca falla: después de aplicar la última capa de tu color labial, métete un dedo en la boca y chúpalo como si fuera un chupete, sacándolo de la boca. Cualquier exceso de color labial se quedó en el dedo, donde puedes limpiarlo sin problemas con un pañuelo, y tu sonrisa quedará impecable.

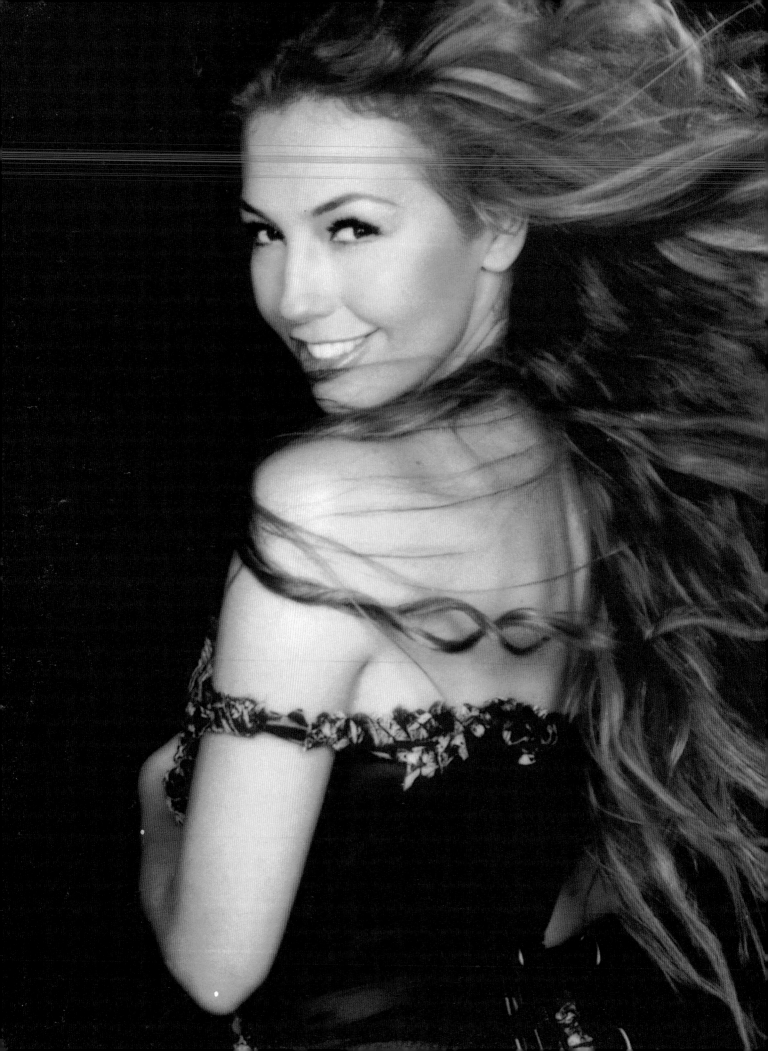

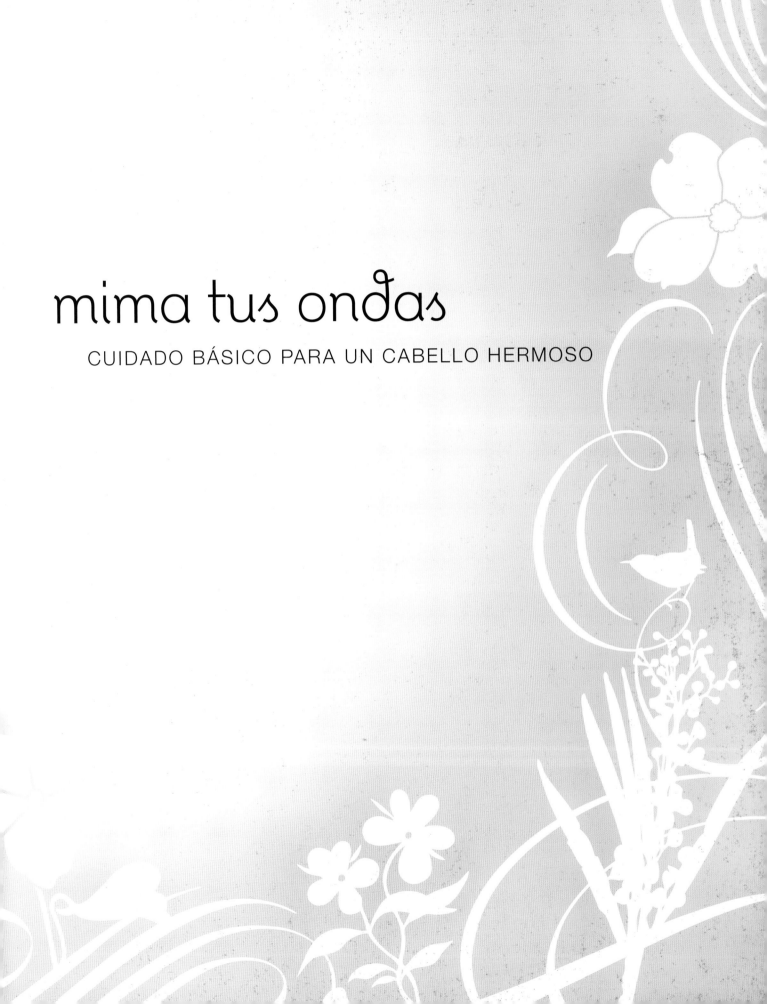

mima tus ondas

CUIDADO BÁSICO PARA UN CABELLO HERMOSO

¿Conoces la historia de Sansón y Dalila?

¿Aquélla en la que Sansón es un hombre fuerte y grande, pero el secreto de su fuerza reside en su cabello? Cuando Dalila se lo corta, Sansón se convierte en un debilucho. Conozco a muchas mujeres como Sansón, ¡yo incluida! Sacamos nuestra fuerza y poder de nuestro cabello. Nuestro atractivo sexual, personalidad y confianza están ligados a nuestros mechones. ¡Qué presión para el peluquero!

Para ayudarte a dominar tu poder de Sansón, voy a compartir contigo todos mis secretos para lucir una cabellera sana. Incluyo consejos para todo tipo de melenas: largas, cortas, lisas, rizadas, onduladas, atrevidas o rebeldes. Olvídate de la cola de caballo y prueba un estilo nuevo que se ajuste a tu tipo de cabello. Pero antes de ni siquiera pensar en el secador, lee los consejos sobre cómo embellecer tu cabello antes de peinarlo. El cabello refleja de la raíz a las puntas cómo lo tratas. Una mala dieta y los malos hábitos también se reflejan en tu peinado.

conoce tu cabello

La capa externa se llama cutícula, y está formada por escamas firmemente agrupadas. Si tu cabello no tiene brillo o tiene tendencia a enredarse y romperse, puede que las cutículas estén dañadas. El primer paso para tener un cabello sano es acondicionarlo. Para suavizar las cutículas, prueba un tratamiento hidratante o acondicionadores ricos en proteínas, que intentan fortalecer el cabello a base de estimular la producción de queratina (la proteína del cabello). Una de mis mascarillas preferidas es Nutritive Masquintense, de Kerastase. La uso cada cuatro días para reparar y proteger mi cabello. Otros consejos imprescindibles:

El estrés afecta al cabello. En el peor de los casos, puede llevar a roturas ¡e incluso pequeñas calvas! En general, sin embargo, si te aseguras de que tomas suficiente vitamina B, como la que encuentras en productos integrales, yogurt o pescados con grasa como el salmón, tu cabello tendrá los nutrientes que necesita. Si tu trabajo es estresante o simplemente pasas por un período difícil en la vida, prueba a añadir vitamina B a tu dieta.

Una dieta demasiado baja en grasas puede dejar tu cabello sin brillo y sin vida. Las mujeres que sufren de anorexia o bulimia hacen estragos en el cabello al privar a sus cuerpos de nutrientes básicos para tener un cabello sano. Asegúrate de comer grasas que son buenas para el cuerpo, como nueces y aceite de oliva.

El cambio de las estaciones del año afecta al cabello y al cuero cabelludo, igual que a tu cara y a tu cuerpo. En invierno, además de resecarse, el cabello se puede llenar de electricidad estática. El uso frecuente de aparatos eléctricos también puede afectar a la salud del cabello. Yo ajusto mi champú y acondicionador a la estación del año, usando un acondicionador más potente en invierno y uno más ligero en verano.

Un cabello sano crece un promedio de seis pulgadas al año, pero las puntas abiertas pueden afectar al resto del pelo rápidamente, impidiendo que crezca lo suficiente. Si te lo cortas con regularidad disminuirás la posibilidad de tener puntas abiertas. Yo me lo corto cada dos meses y le digo a mi peluquero: "Córtame una pestañita de Barbie". Ese poquito hace que mi cabello crezca de forma sana.

cómo encontrar al peluquero ideal

¡Nunca dejo que nadie con mal humor se acerque a mi pelo con un par de tijeras! Como explico en el capítulo "Cuerpo y alma", creo firmemente en las auras: los campos de energía que rodean a la persona no sólo afectan a su salud y su estado de ánimo, sino que proyectan esa salud y estado de ánimo hacia la gente que los rodea. Si tu peluquero tiene un buen aura estará en armonía con la tuya. Si tu aura y la de tu peluquero no conectan puede que no te guste el corte de pelo, e incluso puede que descubras que tu pelo no crece como debiera. Hay personas a las que llamo vampiros cósmicos: chupan toda tu energía. Así que nunca dejes que un peluquero con mala energía se acerque a tu cabello. Cuando la gente describe a un peluquero como que "tiene buena mano" es porque tiene buena energía, y su corte ayuda a que tu cabello crezca sano y fuerte (siempre que cumplas con tu parte, claro). Si esto te suena muy Nueva Era e impreciso, a continuación te muestro ejemplos concretos para ayudarte a elegir al peluquero de tus sueños.

Un buen peluquero debe interesarse por tu opinión y tus comentarios sobre tu cabello. ¿Tiene un estilo que te guste? ¿Les ha dado a otras clientas un corte de pelo y estilo que te gusten? ¿Se toma el tiempo de consultar contigo antes de empezar a cortar? ¿Te muestra cuánto te lo va a cortar antes de agarrar las tijeras? La respuesta a todas estas preguntas debería ser sí.

Otro factor importante a la hora de escoger a tu peluquero es encontrar a alguien que conozca tu tipo de cabello. Aquí es donde el boca a boca y las recomendaciones personales completan la ecuación. Si ves a alguien en la calle con un corte de pelo fabuloso y un tipo de cabello parecido al tuyo, pregúntale quién es su peluquero. Confía en mí: ¡se sentirá halagada! ¡Mi madre siempre lo hace! No le importa parar a una mujer en la calle y preguntarle dónde se ha cortado el pelo. Empiezan a charlar y se dan los números de teléfono. De sobra está decir que mi madre siempre tiene un cabello estupendo. En mi caso, elijo un peluquero que comprenda que a mí me gusta experimentar con nuevos estilos y que mi cabello requiere un cuidado especial y acondicionamiento por la gran cantidad de cambios de estilo, climas y factores estresantes que mi tipo de vida conlleva.

Un buen peluquero es parte mago, parte psicólogo y parte consejero de la vida. Él o ella debe tener un talento excepcional para hacer que tu cabello luzca lo mejor posible, para escucharte cuando le cuentas tus historias trágicas y tus preocupaciones y para darte consejo si estás pensando en un cambio total de color, textura o longitud.

cómo encontrar tu estilo

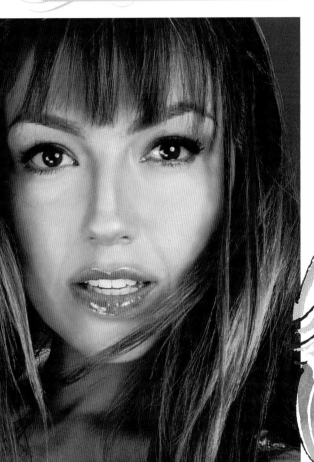

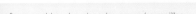
os flecos moldean los ojos y las capas las mejillas.

Tu cabello le da forma a tu cara. Puedes realzar tus mejores facciones. Un buen peluquero debe aconsejarte sobre qué cortes de pelo te van a sentar mejor. Aquí tienes algunos consejos sobre cómo los estilos diferentes funcionan con diferentes caras.

CARA REDONDA

Crea altura y volumen en la coronilla. La altura y el volumen alargan visiblemente tu rostro.

Mantén tu cabello a la altura de los hombros. Los cortes de pelo a la altura de las mejillas acentúan la redondez.

Corta el pelo en capas a los lados, para estrechar la cara y crear unos pómulos prominentes.

CARA LARGA

Lleva un fleco ancho y "afilado", para "acortar" el rostro.

Mantén tu cabello a la altura de la barbilla para añadir amplitud a la parte inferior del rostro.

Evita llevar el pelo largo, estilos lacios o cortes de un solo largo, que enfocan la atención en la longitud del rostro.

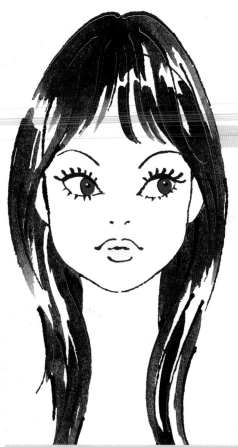

CARA CUADRADA

Elige estilos de cabello largo con capas suaves o rizos, que pueden suavizar los ángulos del rostro.

Lleva un fleco ligero y justo por encima de las cejas, y un poco más largo al lado de los ojos.

Evita cortes con líneas angulosas o capas largas, un corte abrupto acentuará la forma cuadrada de tu rostro.

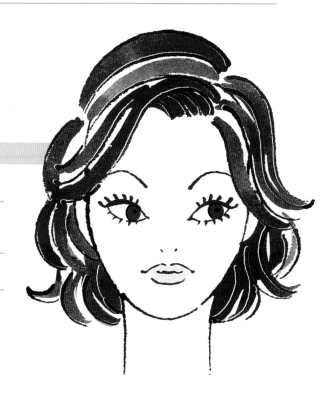

CARA EN FORMA DE CORAZÓN

Crea volumen en la coronilla.

Elige un corte a la altura de la mandíbula; las capas graduadas equilibran visiblemente el rostro.

Evita la raya en medio, que enfoca la atención en la barbilla.

cómo lavar y acondicionar

Puesto que el cabello es mi obsesión particular, puedo pasar horas y horas en los pasillos de las tiendas, leyendo todas las etiquetas y escogiendo entre los champús, acondicionadores y productos para el cuidado del cabello. Cuando estoy estresada, voy a Ricky's o Sephora para ver qué productos nuevos tienen.

Elegir el champú y acondicionador ideales puede parecer fácil… pero no lo es. Debes tener en cuenta tu tipo de pelo y cuero cabelludo y los productos químicos que usas, las técnicas diarias y tu medio ambiente. Ya que yo me paso tanto tiempo buscando los productos adecuados, pensé en crear una guía para ayudarte a encontrar los tuyos.

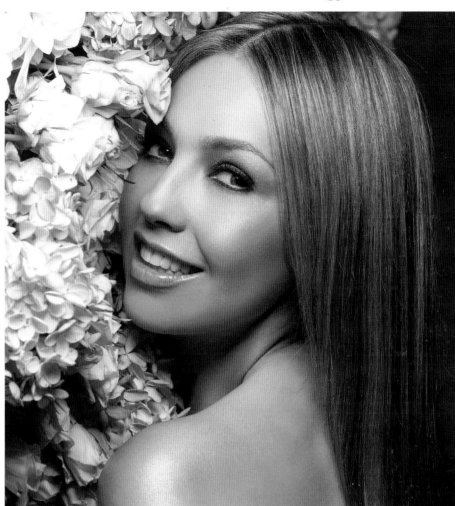

cómo lavar

SI TIENES...	ELIGE...	SI TIENES...	ELIGE...
Cabello fino	Champú para dar volumen a las raíces	El cuero cabelludo seco	Un limpiador para este tipo de cuero cabelludo
Cabello rizado	Un champú hidratante. El cabello rizado suele ser seco	Caspa	Un champú con zinc o té de aceite de árbol, para eliminar la caspa
Cabello graso	Un champú aclarador para eliminar grasa y residuos	Alisado o con permanente	Un champú acondicionador para el cabello con tratamientos
Cabello seco	Un champú hidratante y suavizante	Con tintes	Un champú específico que no elimine el color

cómo acondicionar

SI TIENES...	ELIGE...	SI TIENES...	ELIGE...
Cabello fino	Un acondicionador suave para uso diario que no le quite el volumen al cabello	El cuero cabelludo seco	Un acondicionador hidratante pero no demasiado fuerte si tienes el cabello fino
Cabello rizado	Un acondicionador hidratante que prevenga el cabello abierto o encrespado	Caspa	Un acondicionador intenso, porque el champú anticaspa suele secar el cabello
Cabello graso	Un acondicionador ligero no en el cuero cabelludo	Alisado o con permanente	Un acondicionador suave, profundo o para dejarlo puesto
Cabello seco	Un acondicionador hidratante lo suficientemente suave como para no quitar volumen	Con tintes	Un acondicionador con protector solar para proteger el color del sol

frecuencia de lavados

Tú eliges con qué frecuencia te lavas el cabello, pero las mujeres solemos lavárnoslo cada día. Un lavado demasiado frecuente tiende a eliminar las grasas naturales del cabello, que le sirven de protección. La frecuencia de lavados también puede variar dependiendo de la estación del año y la temperatura. Puede que durante el clima cálido necesites lavarlo más a menudo. Tú eres la mejor juez para decidir lo que tu cabello necesita, y la mejor manera de mantenerlo fabuloso es adaptar tu rutina a las condiciones climáticas y del medio ambiente.

¡SECRETO DE LAS FAMOSAS!

Un consejo bien caliente para el verano: antes de ir a la playa y darme un chapuzón me mojo el pelo. Aplico un poco de mascarilla acondicionadora, me recojo el pelo en una cola de caballo y dejo que el sol lo "bañe", consiguiendo un tratamiento suavizante sobre la marcha. Al hacerlo protejo el cabello porque ya ha absorbido el agua y el tratamiento, y la sal o el cloro no le afectará tanto.

tratamiento básico

Cuantos más productos y tratamientos apliques a tu cabello, más posibilidades habrá de que necesite un cuidado más allá del lavado y acondicionamiento usuales. Mi cabello pasa por el secador, la plancha eléctrica, el rizador y los rolos en muchas de mis sesiones fotográficas, y todo en un solo día. A la mañana siguiente me levanto y tengo que volver a pasar por el mismo proceso. Por eso los tratamientos acondicionadores intensivos son tan importantes. Un buen tratamiento acondicionador repara el cabello y lo devuelve a su estado sano y natural (aunque puede que requiera más de un tratamiento para lograrlo) y ayuda a atenuar el daño que incluso el cuidado diario puede causarle a tu pelo.

Si te has hecho tratamientos químicos como teñirlo, alisarlo o la permanente, prueba un tratamiento acondicionador fortalecedor y a base de proteínas. Estos tratamientos ayudan a restaurar la elasticidad del cabello, a disminuir el riesgo de rotura y a suavizar la cutícula exterior, dejando tu cabello más que hermoso. Cuando vayas a comprarlo, busca ingredientes como proteínas, pantenol o ácidos grasos, o que lo describan con términos como fortalecedor o reestructurante. Para sacarle el máximo provecho al tratamiento, sigue estos pasos:

Lava el cabello con un champú aclarador para eliminar la acumulación de productos. Enjuágalo bien y escurre el exceso de agua.

Aplica una dosis generosa del tratamiento acondicionador en la palma de las manos, frótala, y aplícatela en el cabello, empezando por las puntas. (Si tienes el cabello fino, aplica menos cantidad y evita la zona del cuero cabelludo).

Peina el cabello con un peine de dientes anchos para distribuir el acondicionador hacia las puntas.

Recógete el cabello en lo alto con un clip y cúbrelo con un gorro de ducha de plástico.

Cubre la cabeza por encima del gorro con una toalla caliente, para que el tratamiento pueda penetrar en el cabello en profundidad. Espera quince minutos.

Enjuágalo bien y, si puedes, con agua fría. Esto cierra y sella las cutículas. Tu pelo estará y se sentirá más suave al instante.

EXPERIMENTOS MALOGRADOS

Cuando lancé mi carrera como solista, dejando atrás mi grupo pop adolescente, quise presentarme al público con una nueva imagen. Pensé que aclararme un mechón de pelo era una buena idea. Sería como enviarle al mundo la señal de que estaba dando un paso adelante. Usé lo peor que te puedes imaginar para aclarar el cabello: aclarador de vello facial. Lo que me sorprende es que no acabara con una calva impresionante, ya que este aclarador destruye completamente el vello. Después pensé que si probaba Sun-in me daría ese tono dorado sin los daños del aclarador. Así que invitaba a mis amigas a mi casa y nos embadurnábamos el pelo con Sun-in. En vez de un hermoso y brillante mechón rubio acabé con un mechón amarillo-naranja. ¡Le hizo tanto daño a mi cabello que las puntas prácticamente se abrieron hasta las raíces!

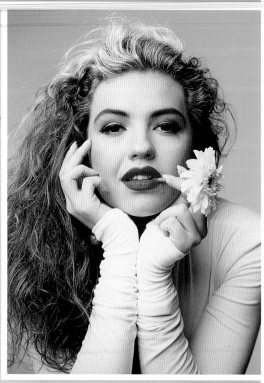

Mi pelo tardó en crecer en su estado natural, y en la longitud acostumbrada, por lo menos tres años. Desde entonces he experimentado, pero con moderación. Puedes jugar con los estilos sin llegar a extremos. Yo he tenido el pelo desde muy oscuro (en algunas de mis telenovelas) hasta rojizo o castaño claro con reflejos caramelo. Le lección es: si quieres aclararte el cabello, deja que lo haga un experto.

todo sobre los fijadores y moldeadores

Los productos para crear un estilo de cabello son como el maquillaje: elige las fórmulas adecuadas y te verás estupenda. Lo que convierte a un producto en "el correcto" es una combinación de el estilo que quieres lograr y tu propia experimentación. Consulta con un peluquero sobre qué productos usan para conseguir el fabuloso estilo que deseas o lee las etiquetas de todos los productos.

GEL Esta fórmula básica realiza muchas funciones, desde dar altura y mantenerla, a proteger tu cabello del calor o mantener los rizos y evitar que se encrespen si te secas el pelo con secador. Si lo mezclas con la crema, el bálsamo alisador o el suero brillante aumenta la capacidad de mantenimiento de estos productos.

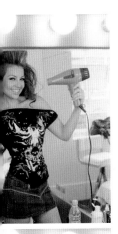

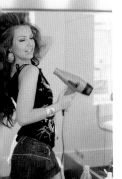

MOUSSE Puede que pienses que este producto no es más que una mirada nostálgica a los 80, pero la verdad es que es ideal para darle más volumen a los peinados cortos o a las melenas enormes tipo telenovela o Miss Universo. También funciona con el cabello fino. Aplícalo sobre el cabello mojado antes de secarlo con el secador o en el cabello seco cuando quieras retocar tu peinado.

POMADA Un producto ceroso tradicional para crear un estilo suave, especialmente con las capas. Úsalo después de secarte el pelo o para suavizar el pelo encrespado y las puntas abiertas. La pomada también es genial para arreglar los "pelos de bebé" alrededor de la línea del cuero cabelludo.

SUERO Los sueros brillantes son líquidos a base de silicona que eliminan el cabello abierto o encrespado y le dan brillo, lo apliques a cabello liso o rizado. No abuses de este producto. Ya que el suero cubre el cabello tan eficazmente, si lo usas de forma regular, lávalo con un champú aclarador una o dos veces al mes para eliminar la acumulación de residuos.

BÁLSAMO ALISADOR Un buen bálsamo alisador protege el cabello del calor de los aparatos eléctricos, relaja los rizos naturales, previene que se abra o encrespe y ayuda a mantenerlo liso. Aplícalo en el cabello mojado antes de usar el aparato eléctrico.

CREMA ESTILIZADORA Indispensable para las mujeres que se tiñen, alisan o rizan el cabello porque lo protegen del calor, lo hidratan y lo dejan suave y sedoso.

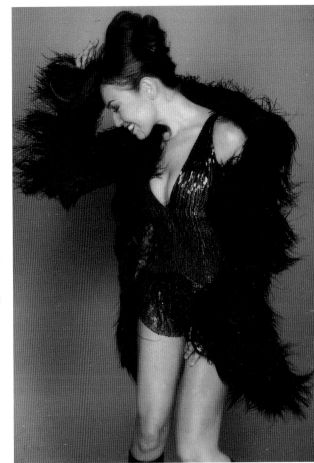

No fue fácil conseguir este volumen...

¡SECRETO DE LAS FAMOSAS!

Cada vez que voy a la playa pido una docena de cervezas claras. No, no me las bebo, me las echo en el cabello y dejo que el sol lo seque, porque los cereales de la cerveza te dan unos bellos reflejos. Puede que huela como un borracho por un tiempo, ¡pero funciona!

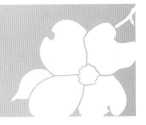

VOLUMINIZADOR   El más eficaz, también llamado espesante, es un spray que se aplica en las raíces para dar cuerpo al cabello. El voluminizador es un tratamiento específico, y se debe aplicar sólo allí donde necesites más volumen, al contrario que los productos que se aplican en todo el cabello.

PROTECTOR TÉRMICO   Los protectores térmicos vienen en muchas fórmulas diferentes: gel, spray, bálsamos… A veces los bálsamos alisadores incluyen propiedades térmicas. Elijas el que elijas, la clave está en intentar incorporarlo en tu régimen, especialmente si usas las planchas alisadoras.

SPRAY FIJADOR   Con moderación, el spray fijador es excelente para mantener un peinado fresco durante todo el día. Sólo se debe usar con el cabello seco y ya peinado.

las herramientas adecuadas

Las herramientas para dar estilo a tu cabello son muy importantes. Merece la pena invertir sabiamente en estos productos, porque conseguirás el efecto que buscas y tendrás herramientas de calidad que te durarán y no se romperán fácilmente.

CEPILLOS PLANOS   Estos cepillos tienen un reverso ovalado o rectangular y cerdas en una curva ligera. Se usan para suavizar el cabello y cepillar enredos o estilos. Las cerdas de jabalí o una mezcla de cerdas sintéticas y de jabalí son excelentes para suavizar el cabello y redistribuir las grasas desde las raíces hasta las puntas.

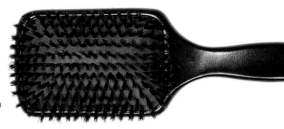

CEPILLOS REDONDOS   Los cepillos anchos y redondos son los mejores para alisar y suavizar el cabello cuando usas el secador. Te dan el agarre que necesitas para sujetarlo a medida que lo secas.

PEINE DE MANGO FINO   Este fino peine es excelente para peinar hacia atrás o con la intención de crear volumen. Para distribuir los mechones, usa el mango.

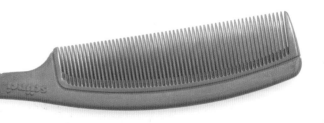

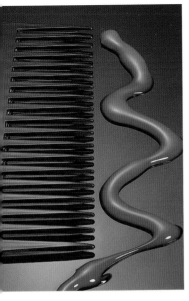

PEINE DE DIENTES ANCHOS Es el mejor para desenredar el cabello. Cuando el cabello está mojado es cuando más débil está, y este peine no lo maltratará al desenredarlo. También sirve para distribuir los acondicionadores de forma uniforme.

TENAZA RIZADORA DE CERÁMICA Cuantos más ajustes de temperatura tenga mejor, porque así podrás elegir el más bajo, que te dará más versatilidad. Hay de muchas clases y diferentes anchos del cilindro. No te pierdas el estilo sexy y alborotado que puedes crear con una tenaza de cilindro ancho (pág. 92) o el de tirabuzones con la de cilindros finos (pág. 93).

ROLOS CALIENTES Los rolos de alta calidad deben tener una superficie tipo terciopelo para agarrarse de verdad y suavizar las puntas. También deben emitir calor de forma uniforme y no quemarte los dedos cuando los tocas. Los rolos calientes se agarran con horquillas o clips, que vienen incluidos en el juego. Yo prefiero los clips porque es más fácil trabajar con ellos.

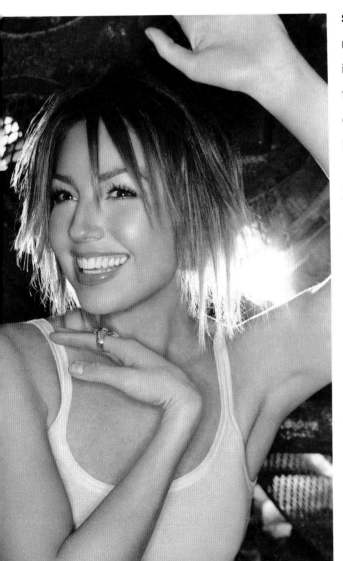

SECADOR IÓNICO DE ALTO VOLTAJE Necesitas como mínimo mil ochocientos voltios. Elige un secador con ajustes independientes de calor y potencia, para poder usarlo en frío a alta potencia. También debe tener un botón de aire frío al instante, que ayuda a suavizar las cutículas. Los secadores iónicos son relativamente nuevos. Estos secadores ayudan a sellar la cutícula del cabello, que lo protege del daño que causa el calor y lo deja brillante. Asegúrate de que también tiene un accesorio para alisar y que dirige el aire y el calor hacia un área específica.

PLANCHA ALISADORA Igual que con el rizador, busca una que tenga varias opciones de calor, para asegurarte de que usas el ajuste más bajo.

cómo cambiar de estilo

Ahora que ya conoces los productos básicos y las herramientas adecuadas, quiero mostrarte cómo sacar el mayor provecho del cabello tal y como lo tienes cuando te levantas por la mañana, y cómo crear un estilo diferente para darte un nuevo aspecto. Hemos escogido cuatro modelos con diferentes tipos de cabello, y les hemos dado un cambio de imagen.

cabello lacio

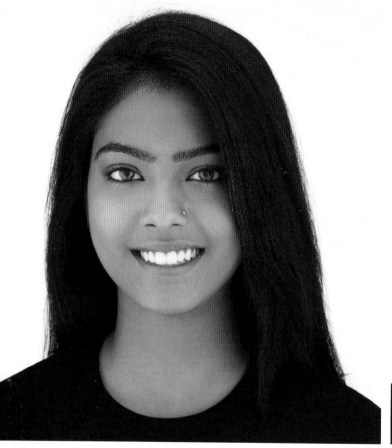

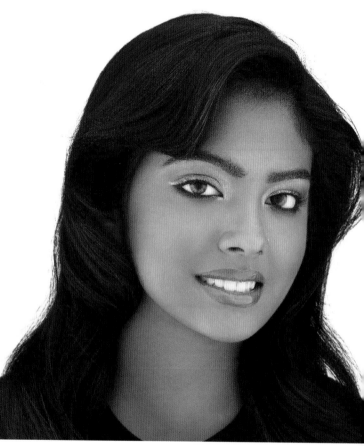

cabello lacio natural

cabello lacio natural tras los rolos calien[...]

El cabello largo y lacio es lo más cercano a un cabello recién lavado. El truco para mantenerlo brillante y saludable es una dieta sana y cortes regulares. Puedes secarlo con el secador o al aire, aunque si lo secas con el secador le dará más cuerpo y volumen en las raíces. Una vez que te lo has secado, todo lo que necesitas para mantener tu cabello liso y brillante es un poco de crema estilizadora en las puntas (si tienen tendencia a resecarse) y unas gotas de brillo. Mezcla ambos productos en las manos, frótalas y aplícalo en la superficie del cabello. Durante el día, si las puntas se abren, usa un poco de pomada o gel para suavizarlas. Usa estos productos con moderación, porque si usas demasiado parecerá que el cabello está húmedo y sin vida.

Para cambiar tu imagen, usa los rolos calientes y dale a tus mechones lisos un look sexy y ondulado como el de las divas de la gran pantalla. Las mujeres con cabello de diferente textura también pueden beneficiarse del uso de los rolos calientes: en el primer paso que se muestra abajo, sólo tienes que aplicar un bálsamo alisador para humedecer el pelo, en lugar de mousse o spray voluminizador.

❋ Aplica mousse o spray voluminizador para suavizar y humedecer el cabello, sobre todo en las raíces.

❋ Deja que tu cabello se seque casi por completo.

❋ Aplica suero abrillantador desde la mitad del cabello hasta las puntas. Evita las raíces porque los productos abrillantadores tienden a quitarle volumen al cabello, y lo que pretendemos aquí es conseguir un volumen brillante y con cuerpo.

❋ Si quieres unos rizos más cerrados y que duren más, aplica spray fijador en su lugar.

❋ Con un peine de dientes finos, divide el cabello en tres partes, como si fueras a hacerte un mohawk que mida dos pulgadas desde la línea del cabello hasta la nuca. Asegura las dos secciones con clips.

❋ Empezando por la sección del medio, usa un peine para separar una sección más pequeña desde la frente y péinala hacia delante.

❋ Estira esta sección y coloca un rolo caliente a una o dos pulgadas de las puntas. Ten cuidado de no quemarte los dedos.

❋ Coloca las puntas en el rolo con el cabello estirado y ve enrollándolo poco a poco hasta llegar a la frente. Asegúralo con una horquilla o un clip.

❋ Con el peine de dientes finos, separa otra sección pequeña de pelo justo detrás de la anterior, y repite el proceso. Según la longitud de tu cabello y de lo anchos que son los rolos, debes acabar haciendo de diez a quince secciones.

❋ Enrolla las secciones en los lados y hacia abajo.

❋ Espera de quince a veinte minutos hasta que los rolos se enfríen y luego quítatelos, empezando por los rolos de la frente.

❋ Para soltar los rizos usa un cepillo plano. Baja la cabeza para cepillar la parte de la nuca y mantener así el volumen.

cabello rizado

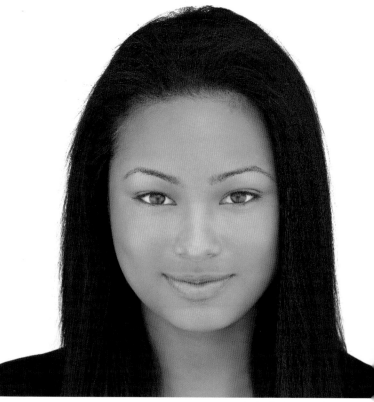

cabello rizado natural

cabello rizado natural–alisado

Los rizos pequeños y los tirabuzones también pueden ser un estilo de lavar y ya está. El truco está en mantener el rizo y evitar que se encrespe. Para conseguirlo, mantén los cepillos lejos del cabello húmedo y recién lavado. Péinatelo con un peine de dientes anchos. Usa siempre un acondicionador de los que se dejan en el cabello porque el pelo rizado tiende a secarse y romperse. Luego aplica una mezcla de gel para mantener el rizo y unas gotas de suero para evitar que se abran. Cuando puedas, dale un descanso a tu cabello y deja que se seque al aire libre. Cuando el clima o las prisas no te lo permitan, usa el difusor del secador para dispersar el aire que lo seca. Cuando uses un difusor es muy importante que ahueques los rizos en vez de estrujarlos, lo que normalmente acaba abriéndolos.

Para hacerlos aún más apretados y con más volumen, tal y como hicimos aquí, empieza con tu cabello rizado natural seco. Humedécelo con agua y un poco de spray fijador. Apriétalos en un puño, durante unos treinta segundos cada vez, hasta que el spray los fije. También puedes usar clips abiertos: aplica un poco de spray en el cabello, aprieta un mechón con las manos y sujétalo con el clip hasta que se seque por completo.

Las chicas con el pelo rizado pueden conseguir un cabello liso y sedoso con la ayuda de la técnica y las herramientas adecuadas. Prueba el siguiente método con el secador y el cepillo redondo.

✳ Empieza con el cabello recién lavado y acondicionado. Aplica un bálsamo protector térmico.

✳ Envuelve el cabello con la toalla y escurre el exceso de agua.

✳ Seca las raíces con el secador a máxima potencia y calor. Levanta con los dedos poco a poco secciones del cabello desde las raíces para eliminar la humedad. Seca el resto del cabello hasta que esté húmedo o no gotee.

✳ Separa un ladoo del cabello de oreja a oreja y sujeta la sección con un clip.

✳ Coloca el accesorio alisador del secador. Divide la parte trasera del pelo en secciones pequeñas. Si te resulta más fácil, separa la sección en la que vayas a trabajar y sujeta el resto del pelo húmedo con un clip para que no estorbe. Con un pelo tan rizado como el tuyo tendrás que ir poco a poco.

✳ Ajusta el secador al nivel máximo de potencia y calor. Empieza a secar cada sección usando un cepillo redondo, enfocándote en secar las raíces por completo y suavizar las puntas mientras las secas. Usa el cepillo en cada sección desde la raíz. Mantén el mechón de pelo tirante hasta que el cepillo llegue a las puntas. Una vez que has secado la parte de atrás, empieza con la de delante.

✳ Separa la sección delantera en tres secciones pequeñas. Seca y separa cada sección por separado y al completo.

✳ Una vez que todo el cabello está seco, echa un poco de suero suavizante en las manos y aplícalo desde la mitad del cabello hasta las puntas.

¿Quieres un cabello tan perfectamente liso como lo deja un peluquero? Conseguirlo con sólo la ayuda del secador es todo un arte. Si no lo deja tan perfecto como tú quieres, prueba con una plancha alisadora. Las planchas alisadoras son muy populares entre las mujeres latinas porque dejan el cabello liso, y que se mantiene liso, a pesar de la humedad (incluso en la humedad de Miami). Pero si no las usas adecuadamente, las planchas alisadoras pueden dañar seriamente el cabello, ya que funcionan con altas temperaturas. El truco está en mover la plancha alisadora desde las raíces a las puntas de manera constante y fluida. Si quieres probar a usarla, sigue los siguientes pasos:

✳ Usa la plancha alisadora en el cabello totalmente seco. Si todavía está mojado, ¡prácticamente lo estarás cociendo! Si tienes el cabello tan rizado como nuestras modelos tendrás que alisarlo antes con el secador. Si tienes el cabello ondulado puedes secarlo de forma normal y luego usar la plancha en el cabello ondulado y seco.

✳ Divide el cabello en secciones.

✳ Aplica un spray protector térmico en cada sección antes de usar la plancha. Alisa el cabello con la plancha desde la raíz a las puntas. Si usas una plancha de calidad, sólo tendrás que hacer dos pasadas por cada sección.

✳ Repite los pasos en cada sección del cabello.

✳ Una vez tengas todas las secciones a tu gusto, aplica unas gotas de suero para dar brillo por todo el cabello suavemente, sobre todo en las puntas.

cabello ondulado

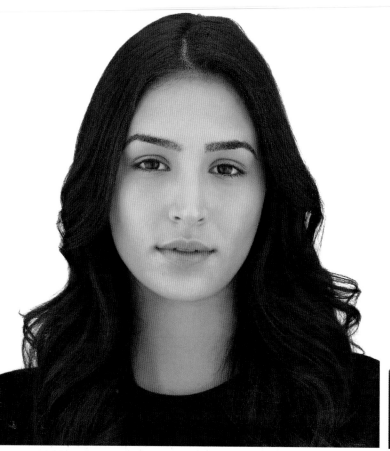

cabello ondulado natural   *cabello ondulado natural–estilo supersexy*

El cabello ondulado natural es de lo más sexy. Para sacarle el máximo provecho y hacer que luzca deslumbrante, el objetivo debe ser prevenir que se abra o encrespe. Mantenlo tan sano como puedas y usa una pomada o un gel en las puntas. Si el tiempo lo permite, sécalo al natural, y si no, usa un secador con un difusor. Puede que el suero sea eficaz a la hora de evitar que el pelo se abra o encrespe, pero debes usarlo con moderación ya que la belleza del cabello ondulado reside en su cuerpo, y si aplicas demasiado suero puede que elimine el volumen natural.

Este estilo le hace homenaje a una sexy Brigitte Bardot de los 50. Para conseguir la altura puedes peinar el cabello hacia atrás. Para crear las espirales sueltas a los lados y la parte de atrás, usa un rizador de cilindro ancho.

✳ Separa un mechón de 3 pulgadas empezando por delante y siguiendo hacia atrás, hacia la coronilla.

✳ Crespa esta sección con un peine de dientes finos, empezando por la coronilla. Mantén la sección alzada con una mano, coloca el peine tres pulgadas por encima de las raíces y peina hacia el cuero cabelludo. Repite este paso con movimientos rápidos avanzando hacia la línea frontal. Al final el cabello debe casi quedarse "de pie" por sí mismo.

✳ Suaviza la parte delantera de la sección que acabas de crespar con un cepillo, empezando por la línea del cabello y cepillando hacia atrás (hacia la coronilla). El volumen que has creado con el cabello crespado debajo creará el volumen. Suaviza la capa que lo cubre y asegúralo con un clip o con horquillas.

✳ Aplica gel o crema estilizadora en las partes sueltas y las puntas.

✳ Separa el cabello en secciones de dos o tres pulgadas a los lados y por detrás. Coloca las puntas de una sección con un rizador de cilindro ancho. Enrolla la sección en el cilindro y mantenla durante unos segundos. Repite el proceso en cada sección a los lados y la parte de atrás del cabello.

✳ Una vez que has rizado todas las secciones, aplica una pequeña cantidad de crema estilizadora en las manos y separa suavemente las secciones y estira los rizos cuidadosamente para crear un estilo más natural y menos "preparado".

peinado al natural

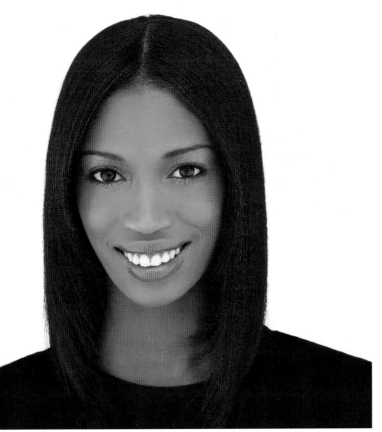

cabello peinado al natural

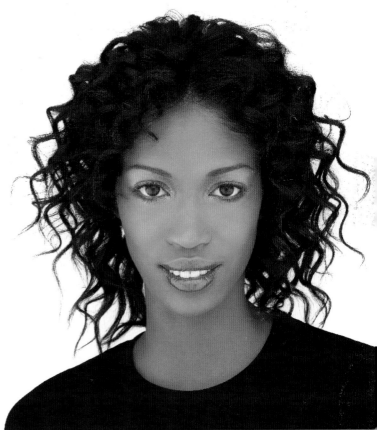

cabello al natural con rizos

Para crear un estilo al natural también es necesario usar el secador. Como el cabello con caída natural ya no tiene esos rizos cerrados puedes ahorrar tiempo usando sólo el secador. Sólo procura moverlo durante todo el tiempo para no aplicar todo el calor en una sola sección.

✳ Empieza con el cabello limpio y acondicionado. Aplica un bálsamo protector.

✳ Seca las raíces con el secador a gran potencia. Muévelas con los dedos para secarlas sección a sección. Las raíces deben quedar completamente secas y las puntas todavía húmedas. Presta atención a la coronilla y la parte de atrás del cabello. Seca las raíces de esas secciones al máximo.

✳ Haz una raya a lo largo de la coronilla, de oreja a oreja. Asegura la sección delantera con un clip.

✳ Coloca el accesorio alisador en el secador. Divide la sección trasera en secciones más pequeñas.

✳ Seca cada sección con un cepillo redondo y el secador a máxima potencia. Seca las raíces por completo y cepilla suavemente hacia las puntas hasta que se sientan secas. Usa el cepillo para agarrar cada sección desde la raíz. Mantén el cabello tan estirado como puedas a medida que avanzas hacia las puntas.

✳ Separa la sección delantera en tres secciones más pequeñas. Seca y suaviza cada una por separado y en su totalidad.

✳ Una vez que el cabello está seco, aplica un poco de suero suavizante con las manos desde la mitad del cabello hasta las puntas.

El rizador o tenaza de cilindro fino es ideal para conseguir rizos en espirales o tirabuzones. El truco está en trabajar rápidamente para no quemar las puntas.

✳ Empieza con el cabello seco. Lo ideal es que lo hayas alisado con el secador para que las puntas estén suaves, lo que asegurará que los rizos se moldeen mejor.

✳ Aplica un gel protector o una crema estilizadora en el cabello seco.

✳ Con un peine de dientes finos, separa una sección de una pulgada.

✳ Coloca esta sección en el rizador, tan cerca como puedas de la raíz. Desliza el rizador hasta las puntas y enrolla el cabello formando una espiral. Mantenlo así por unos segundos, justo lo suficiente para que se forme el rizo.

✳ Suelta el mechón desenrollándolo con cuidado. El rizo debe mantener su forma.

✳ Repite el proceso sección a sección. Ten cuidado especialmente con los rizos que dan forma a la cara.

✳ Una vez que has rizado todas las secciones y el cabello se ha enfriado, separa suavemente cada sección en dos partes con los dedos.

✳ Desliza suavemente los rizos alrededor de la cara hacia delante, dando el efecto final de que rodean el rostro, y agrega fijador.

remedios caseros

Uno de mis remedios caseros favoritos es la mascarilla acondicionadora para el cabello a base de aguacates. Al contrario que con otros tratamientos que requieren que te laves el cabello, aplica este tratamiento, espera de quince a treinta minutos, métete en la ducha y enjuaga el cabello, porque se aplica antes de lavarlo. Esta mascarilla hidratante es ideal para el cabello muy seco y demasiado expuesto al calor del secador o de los rizadores. Si tu pelo está seriamente dañado quizá necesites aplicar un tratamiento acondicionador intensivo como éste dos veces por semana. Si tu cabello es de normal a graso, prueba a aplicarlo una vez al mes.

❋ Raspa la carne de medio aguacate suave y cremoso. Machácalo en un tazón hasta convertirlo en una pasta. Mézclalo con un poco de aceite de oliva para añadir un poco más de acondicionador. Tienes que echar la cantidad de aceite a ojo, dependiendo de lo seco que tengas el cabello. No añadas demasiado aceite o la pasta perderá la textura cremosa que necesitas y será más difícil de aplicar.

❋ Humedece el cabello con agua.

❋ Aplica la pasta de aguacate en todo el cabello, haciendo hincapié en las puntas. Distribúyelo de forma uniforme con un peine de dientes anchos.

❋ Cubre el cabello con un gorro de ducha y deja reposar la pasta durante treinta minutos.

❋ Enjuaga el cabello y luego lávalo y acondiciónalo como siempre.

Mi segunda receta preferida y súper fácil: un tarro de mayonesa. Aplica un tarro pequeño entero en el cabello seco. Asegúrate de que embadurnas el cabello por completo, de la raíz a las puntas. Recógete el cabello con un clip y ponte un gorro de ducha. Deja reposar la mayonesa de treinta a cuarenta minutos y luego dúchate y lávate el cabello como siempre. ¡Olerás a ensalada, pero tu cabello lucirá glorioso!

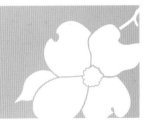

¡SECRETO DE LAS FAMOSAS!

Ten siempre a mano una taza de infusión de manzanilla fría cuando te vayas a duchar. Después de lavar y acondicionar el cabello, vierte la manzanilla en la melena y no la enjuagues. La manzanilla realza los reflejos claros del cabello y lo deja con un brillo radiante.

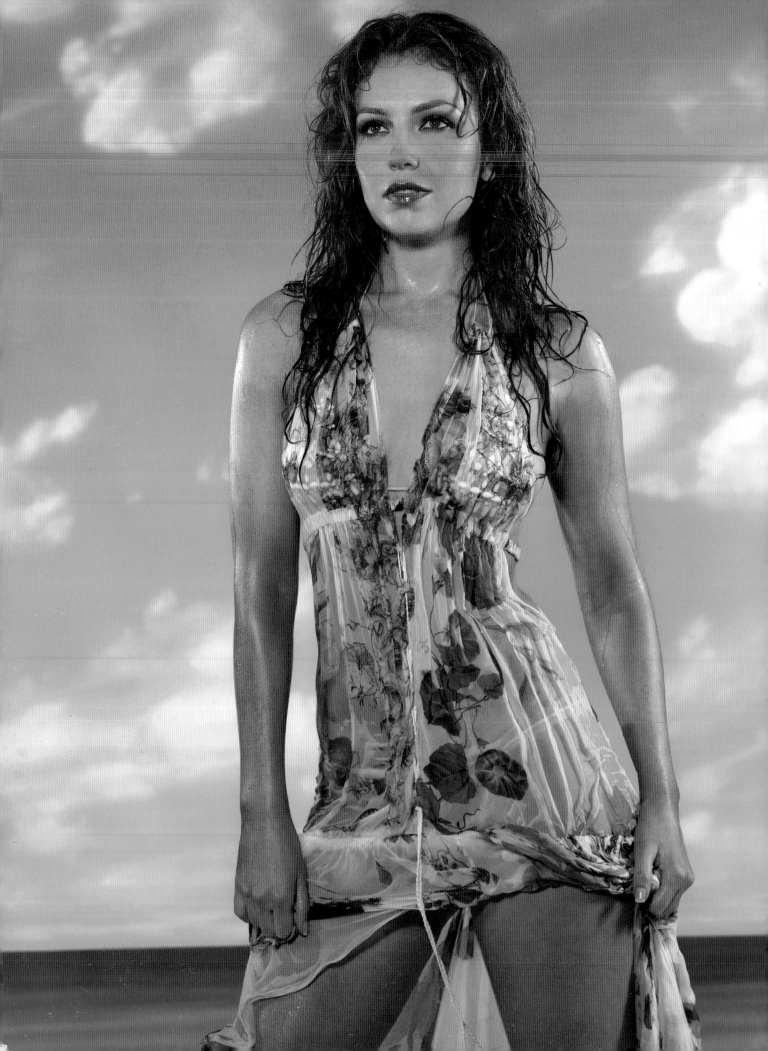

piel suave y sedosa

CUERPO, MANOS Y PIES

El cuidado de la piel del cuerpo es tan importante

como el del cutis. Yo lo aprendí a las malas. Hace años estaba en Cuernavaca, un destino típico de vacaciones del sur de México, para dar un concierto. Estaba con una amiga en la piscina del hotel tomando el sol. Pedimos langosta para almorzar y la trajeron con un tarrito de mantequilla fría. Decidimos embadurnarnos el cuerpo con la mantequilla, pensando que suavizaría la piel y le daría un hermoso tono tostado. Sin embargo, lo que hicimos fue asarnos al sol. La langosta que nos comimos era un poco menos roja que nuestra piel al final del experimento. Esa noche, en el concierto, seguro que el público de las primeras filas pensó que era una de Los Cuatro Fantásticos, y desde luego, no era la chica sexy rubia. Tenía que cantar y bailar, cuando lo que de verdad quería era que me cubrieran con una capa de aloe vera y me dieran una aspirina para mitigar el dolor.

Ahora sé que hay formas mucho mejores de mimarte y amar la piel que te cubre, y te las voy a mostrar.

exfoliantes

La exfoliación es imprescindible para lograr una piel sexy y suave. Los exfoliantes tienen todo tipo de ingredientes beneficiosos para sacar lo mejor de tu piel; desde azúcar, que elimina las células muertas, hasta cafeína, que ayuda a reducir la aparición de celulitis. Yo uso exfoliantes a base de sal o azúcar mezclados con aceites naturales. Los mejores contienen una

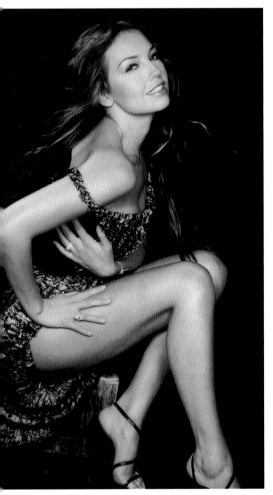

cantidad equilibrada de ingredientes abrasivos y aceites o cremas intensivas: no te dejan la piel grasienta y exfolian las zonas más difíciles, como los codos, las rodillas y los tobillos. Mi exfoliante es el exfoliante a base de mango de Carol's Daughter.

La exfoliación es un tratamiento para mimar el cuerpo. Lo hago mientras me ducho, empezando por los pies y siguiendo hacia arriba, sobre todo en los tobillos, las rodillas y los codos. Hay otros exfoliantes que no contienen ingredientes abrasivos, como la esponja vegetal y una toallita exfoliante especial para las zonas difíciles de alcanzar, como la espalda. Pero si no te apetece también puedes usar cremas para el cuerpo con ácidos alfa hidróxidos. Harán por ti el trabajo, eliminando las células muertas y dejando tu piel fresca y suave. Yo suelo exfoliar mi piel más a menudo en verano, pero durante el invierno lo hago al menos una vez a la semana para mantener mi piel radiante.

¡SECRETO DE LAS FAMOSAS!

Cuando vayas a la playa, exfolia tu piel con arena húmeda, sobre todo en los tobillos, los talones, las plantas de los pies, las rodillas y los codos. Es fácil y gratis. Si quieres también le puedes pedir a tu amorcito que lo haga. Cuando te enjuagues la arena, añade sensualidad al momento pidiéndole que te aplique crema con protector solar en las piernas y los pies, ahora más suaves que nunca.

hidratantes

Cuando se trata de hidratar mi cuerpo soy un poquito especial: me gusta hacer lo que me provoca en cada momento. A veces aplico aceite para bebés cuando aún estoy mojada y recién salida de la ducha, y luego lo seco con una toalla. Si se me antoja mimarme un poco más saco las cremas intensivas caras. A veces aplico un poco de rocío ligero para el cuerpo, usando uno que tenga aceite y quizá un toque de aroma. En este paso del cuidado de la piel puedes permitirte ser espontánea y expresarte. El objetivo es cuidarte la piel y, especialmente si vas a aplicar un autobronceador después, mantenerla suave y sedosa. No te olvides de aplicar el rocío, el aceite o la crema en los tobillos y los pies. ¡Ellos también lo necesitan!

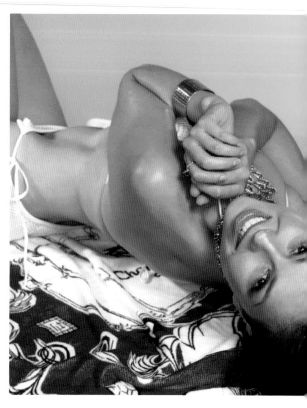

El clima también es importante. En invierno uso cremas intensivas y en verano fórmulas ligeras hidratantes. En las manos uso una con protector solar todo el año.

autobronceadores

No hay nada más sexy que una hermosa piel morena, así que, ¿quién va a echarnos la culpa por querer lucir morenas cuando se acerca el verano? A la mayoría de las mujeres les gusta el tono natural del sol, pero hay formas mejores de conseguir el mismo tono radiante que tostarte a base de mantequilla como hice yo. Usa un autobronceador. Hoy en día hay una gran variedad de productos en el mercado que te dan un tono sano y luminoso. Hoy en día se pueden encontrar autobronceadores con distintas gamas de tonos. Pero ten cuidado. Una aplicación de bronceador con manchas significa una semana de exfoliación intensa y piel completamente cubierta con ropa.

También debes tener en cuenta que no todos los autobronceadores han sido creados por igual. Yo no soporto los autobronceadores que *huelen* a autobronceadores. Las fórmulas en gel tienen un aroma menos fuerte, pero

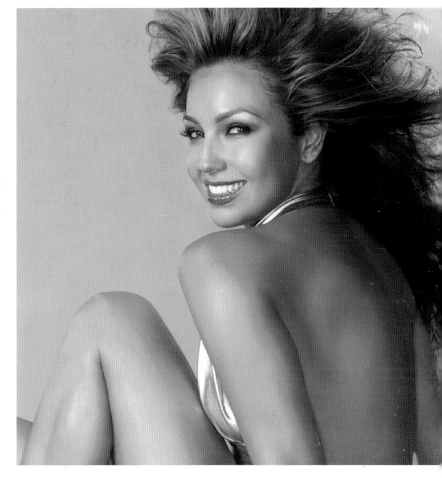

yo prefiero las fórmulas en spray. Además de llegar fácilmente a las esquinas más recónditas (entre los dedos de los pies, el ombligo), apenas tienen fragancia.

Si no te gusta la idea, seguro que te preguntas si la opción de las salas de bronceado es algo más fácil. Yo nunca he ido a una. No puedo evitar pensar que el spray puede llegar a los pulmones y volverlos de color naranja. Prefiero agarrar un bote de autobronceador en spray y hacerlo yo misma. La verdad es que no es tan difícil. A continuación te doy mis instrucciones paso a paso para conseguir un bronceado fantástico.

✳ Empieza por las piernas recién depiladas. Si te haces la cera, espera al menos 24 horas.

✳ Exfolia por completo la piel usando un exfoliante con cuentas pequeñas. Presta atención en las zonas rugosas de las rodillas, los codos, los tobillos y los pies, porque absorberán el autobronceador restante.

✳ Usa una crema hidratante para crear una barrera en las áreas en las que normalmente no se broncean cuando tomas el sol. Esto evita el efecto del "bronceado de bote" que grita a voces "falso" cada vez que saludas a alguien con la mano y se ve la palma completamente naranja y a rayas. Asegúrate de aplicar la crema hidratante entre los dedos de las manos y los pies, encima y debajo de las uñas, en los codos y en el ombligo. Es muy importante que antes de usar el autobronceador te depiles, exfolies e hidrates la piel, porque así se aplicará de forma más uniforme y hará más difícil que te queden marcas.

✳ Ponte de pie en la bañera y coloca el bote a seis u ocho pulgadas de la piel. Aplica el spray autobronceador desde los dedos de los pies hacia arriba en pequeños círculos. Aleja un poco más el bote (unas ocho pulgadas) cuando lo apliques en los pies, las rodillas y los codos.

✳ Cuando lo apliques en la espalda, piensa en los movimientos de yoga: levanta un brazo, dóblalo a la altura del codo y apunta el dispensador hacia abajo por encima del hombro, para llegar a la parte superior de la espalda. Para la parte inferior, coloca el otro brazo por detrás de la cintura y aplica el spray hacia arriba.

✳ Asegúrate de que lo aplicas en el cuello, a los lados del cuerpo y debajo de los senos.

❋ Lávate las manos inmediatamente después de usarlo. Frota los dedos con un cepillo de uñas.

❋ Espera al menos veinte o treinta minutos antes de vestirte, irte a la cama o aplicar la crema hidratante.

❋ Aplica la crema una vez que el autobronceador se ha secado por completo. Ayuda a que el bronceado dure más y mantenga la sequedad al mínimo. El autobronceador debe durar de tres a cinco días.

❋ ¿Metiste la pata? Las manchas oscuras (los lugares donde no lo difuminaste bien o quizá aplicaste demasiado) son difíciles de cubrir. Lo mejor que puedes hacer es usar las nuevas cremas con partículas reflexivas, que atenuarán la apariencia de esos errores. Una zona clara es más fácil de corregir: aplica un poco de autobronceador con un cotonete.

❋ Las nuevas cremas con autobronceador diluido son bastante seguras de aplicar. El color se acentúa gradualmente con cada aplicación. Simplemente, aplícala cada día igual que tu crema hidratante. Si quieres crear una, mezcla el autobronceador con tu crema diaria para el cuerpo. Conseguirás el mismo efecto.

autobronceador facial

Yo no lo uso personalmente, pero a muchas muchachas les encanta el brillo sutil de los autobronceadores faciales. Algunos consejos para una aplicación adecuada:

❋ Limpia y exfolia el rostro.

❋ Mezcla un poco de autobronceador con tu crema hidratante, que asegurará que no quede demasiado oscuro.

❋ Aplícalo primero en las mejillas y la frente y después difumínalo en el resto de la cara.

❋ Ten cuidado alrededor de las cejas y la línea del pelo, donde el autobronceador se puede amontonar y convertirse en una masa oscura y pegajosa. Para evitar las manchas, aplícalo ligeramente en estas áreas y mézclalo muy, pero que muy bien.

❋ No te olvides del cuello o parecerá que tienes la línea típica de maquillaje debajo de la barbilla, pero que no se quita con desmaquillador. ¡Difumina, carajo, difumina!

▌¡SECRETO DE LAS FAMOSAS!

No hay nada peor que un bronceado falso. Ya sabes: ese color naranja de algunas actrices en la alfombra roja, que parece que se han revolcado en polvo de Cheetos. Por eso yo prefiero el maquillaje para el cuerpo en las ocasiones especiales. Aplico poca cantidad. Me gusta el tono y color natural de mi piel. El maquillaje para el cuerpo no cambia el color de mi piel, sino que lo realza.

zonas delicadas

Todas sabemos lo importante que es usar un protector solar en el rostro todos los días. ¿Pero qué hay del escote? El busto, el tórax y el cuello son las tres áreas más ignoradas cuando se trata del cuidado de la piel femenina. Éstos son mis consejos imprescindibles:

❊ Usa un protector solar en esas zonas a diario o compra una crema especial para las manos.

❊ Invierte en una crema reafirmante y tonificante para el busto. Te darás cuenta de que con el uso continuo la piel delicada de esas zonas lucirá más pareja y suave.

❊ Cuando te desmaquilles la cara por la noche, incluye la zona del cuello, e incluso el escote si te atreviste a usar un bronceador o brillo para acentuar tus curvas.

❊ Aplica la crema hacia arriba, desde la base del cuello hasta la barbilla. O incluso mejor, usa los dedos índice y medio para dar toquecitos hacia arriba con movimientos circulares. Los expertos faciales dicen que esto estimula la piel y la mantiene firme. ¿Está científicamente probado? Pues no lo sé, pero sienta de maravilla.

cremas anticelulitis: ¿funcionan?

Como la mayoría, pienso que la celulitis es mi peor enemigo. Si existiera una crema o una poción mágica que eliminara por completo la fastidiosa piel de naranja, sería la primera en comprarla. La celulitis es tan malvada, ¡que hasta las flacas la tienen! Las nuevas cremas ayudan a atenuar la apariencia de la celulitis por la cafeína que contienen. Puesto que es un diurético, elimina el exceso de agua o la hinchazón de estas zonas de la piel, haciendo que la celulitis se note menos. Estas cremas no dejarán tu piel tan impecable como la de una niña, pero te pueden ayudar a sentirte mejor con tu cuerpo.

Otra arma para combatir la celulitis es el autobronceador. Como oscurece la piel, puede ayudar a camuflar un poco la superficie rugosa.

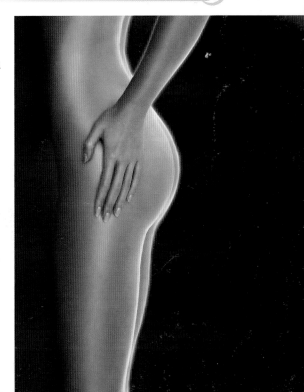

¡SECRETO DE LAS FAMOSAS!

El secreto más guardado de las famosas para combatir la celulitis: los productos "Preparation H" y "Epsom salt". Este pequeño gran truco de belleza eliminará el exceso de hinchazón en el área tratada, disminuyendo la apariencia de la celulitis, ¡al menos por el tiempo que dura una fiesta en la playa! Para ello vas a necesitar:

✳ Vendas (las que compras si te has torcido un tobillo. Suficientes para cubrir muslos y glúteos).

✳ Sales Epsom

✳ Dos tubos de Preparation H

✳ Plástico de envolver ("Saran Wrap")

Moja las vendas en agua templada y sales Epsom. Vierte las sales en un tazón de tres cuartos para hacer la mezcla concentrada.

Mientras las vendas lo absorben, aplica "Preparation H" directamente sobre la piel, en las zonas con celulitis. Cubre completamente la zona con la crema y deja que la piel la absorba totalmente.

Escurre las vendas hasta dejarlas húmedas pero no goteando.

Enrolla las vendas en los muslos.

Cubre las vendas con el plástico Saran Wrap, alrededor de los muslos y los glúteos. Esto evitará que gotee.

Deja las vendas puestas por lo menos de veinte a treinta minutos.

mano a mano

No soporto las uñas que no están arregladas. Prefiero dejarlas al natural antes que verlas con astillas y mal aspecto. Cuando veo alguien con las uñas mordidas o astilladas, inmediatamente pienso que son personas inseguras o histéricas.

Los estilos de uñas van y vienen. Como actriz he pasado por todas las modas imaginables. He lucido las uñas acrílicas con libélulas y la manicura francesa, o las uñas cortitas y con brillo luminoso, pero mi estilo preferido sigue siendo el mismo: cortas y con un esmalte cremoso y nacarado. También es el estilo más fácil de crear y no hacen falta manicuras.

Mi ritual de manos y pies de los domingos es sacrosanto. Lo hago todas las semanas sin falta. Mi manicura me dura una

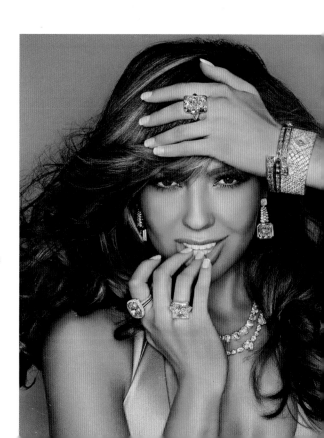

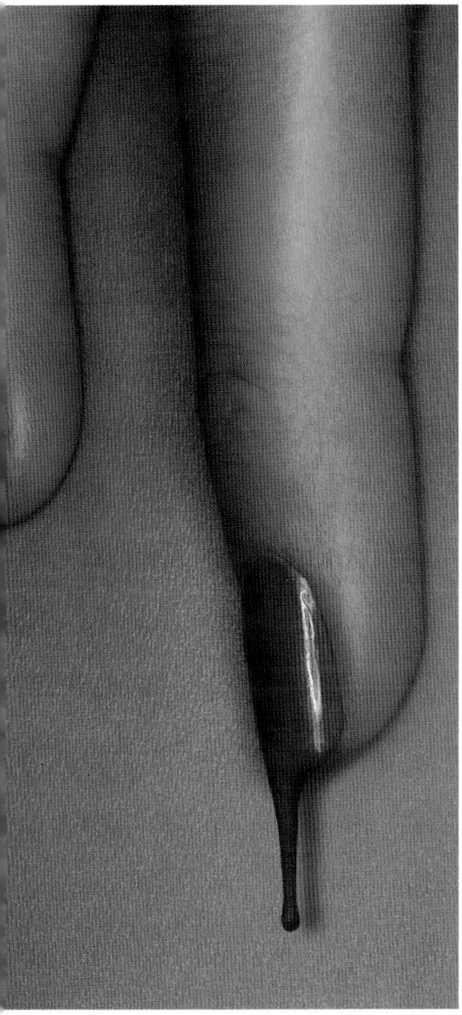

semana porque me la hago de forma regular y uso mi capa súper rápida Seche para evitar que se astillen. Éste es mi método de manicura:

- Elimina el esmalte de uñas con un quitaesmalte que no seque las uñas.
- Corta las uñas con las tijeras de uñas y de forma uniforme. Nueve uñas largas y una corta se ve de lo más feo. ¡Intenta que estén igualadas!
- Lima suavemente las uñas con una lima de gránulos finos. Límalas en una dirección, lo que evitará que se astillen. A mí me gustan en forma cuadrada, pero es divertido experimentar con las formas ovaladas y puntiagudas.
- Si tienes hendiduras, usa un pulidor para igualar la superficie de las uñas.
- Aplica un bálsamo para las cutículas: una crema de textura espesa que aplicas en las uñas y las cutículas. Moja los dedos en agua templada durante tres o cuatro minutos como máximo.
- Sécate las manos y empuja suavemente las cutículas con un instrumento metálico después de cubrir el extremo con algodón. Los de madera pueden transmitir bacterias. Puesto que el algodón es de usar y tirar, no corres ese riesgo con el metálico.
- Elimina el exceso de bálsamo o grasa con quitaesmalte.
- Aplica una capa de base, preferiblemente una fortalecedora, para hacer las uñas más resistentes. Evita aplicar el esmalte directamente sobre las uñas, porque usarlo continuamente puede causar decoloración, dándole a tus uñas un tono amarillento. Extiende la base a los lados y en las esquinas y, si las tienes largas, debajo del borde de las uñas. Espera al menos dos minutos antes de aplicar el esmalte.
- Aplica el esmalte de uñas; el primer trazo en el centro desde la base a la punta y el segundo y tercer trazo a los lados. Espera al menos dos minutos para que se empiece a endurecer. Cuando estás esperando que las uñas se sequen te parece una eternidad, pero merece la pena. Considéralo como una mini sesión de meditación para calmar la mente.
- Aplica una segunda capa de esmalte siguiendo los mismos pasos.
- Espera dos minutos y aplica el secador rápido. Yo elimino la última capa (¿quién tiene tiempo?) Además, no necesito esa última capa: ¡uso Seche!

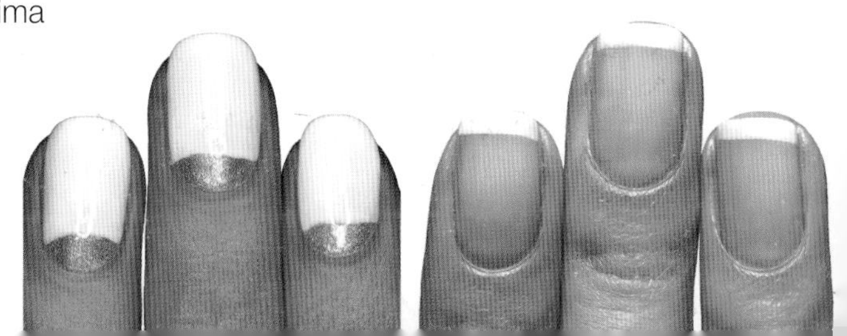

cómo elegir el color del esmalte

Estos colores lucen divinos con los tonos de piel de las mujeres latinas:

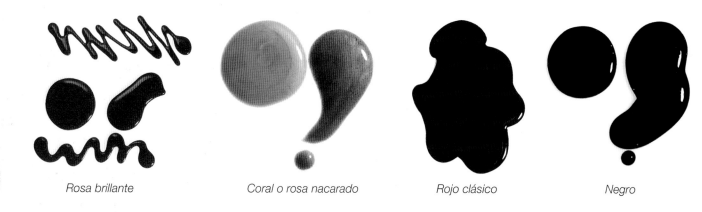

Rosa brillante   *Coral o rosa nacarado*   *Rojo clásico*   *Negro*

uñas postizas

Las uñas son como los orgasmos: nunca deben fingirse. Pero te mentiría si te dijera que nunca las he usado: ¿quién no ha sentido la curiosidad de probar las uñas acrílicas con todos esos diseños increíbles que se inventan? Una vez actué en una telenovela con el papel de un personaje que llevaba uñas postizas. Las tuve que llevar mientras duró el rodaje: casi un año. No sólo me acostumbré a ellas sino que me acabaron gustando. Pero acabaron demasiado largas y me las quité. Cuando fui a Japón, las uñas postizas eran la última moda. Lo que los japoneses hacían con ellas era increíble. ¡Fui corriendo a que me las pusieran! Los japoneses saben cómo convertir las uñas postizas en una obra de arte. Ya que no me podía traer a los Estados Unidos un salón de belleza japonés, me contenté con recorrerme las tiendas locales. Todavía tengo varios paquetes en casa.

Cuando no revivo mi estancia en Japón llevo las uñas muy cortas y en forma cuadrada. Las uñas largas te hacen parecer más vieja y el uso continuo del pegamento acrílico debilita las uñas naturales. En el peor de los casos, podrías contraer una infección de hongos si no las mantienes como es debido. Con eso dicho, debo admitir que las uñas postizas con los diseños atrevidos y los brillantitos son geniales para una ocasión especial. Aún así, te recomiendo que evites usarlas por largos períodos de tiempo.

consejos para el cuidado de las uñas

A continuación te muestro algunos pasos que puedes seguir para mantener unas uñas fabulosas.

✳ Lleva en el bolso un tubito de bálsamo para las cutículas. A mí me encanta Jing Jang Crème. La puedo aplicar en las uñas, ¡o en los labios si los tengo resecos!

✳ No te cortes las cutículas y no dejes que nadie te las corte tampoco. Una manicura normal que incluya empujar suavemente las cutículas es todo lo que necesitas. Las cutículas son como las malas hierbas. Si las cortas, crecen con más fuerza.

✳ ¿La opción para la manicura más elegante, en mi opinión? La manicura francesa. Es mucho más "jet set", tiene más caché y luce con un acabado mucho más pulido que cualquier otro estilo para las uñas.

un paso adelante

Una mujer se merece unos pies sexy, bellos y mimados durante todo el año, ya lleve las chanclas de andar por casa o los zapatos con tacón de aguja. El esmalte tiene mucho que ver con el logro de ese objetivo. Cuando tengo apariciones en público me limito a la manicura francesa, un rojo clásico o colores sencillos y neutros. En mi vida personal, me vuelvo loca: pinto cada uña de un color diferente, elijo diseños diferentes para el dedo gordo del pie o aplico accesorios como la carita sonriente o los brillantitos. Es mi lado excéntrico, mi pequeño secreto. Cuando me quito los tacones de Giuseppe Zanotti al final del día, me aguarda una sorpresa. Pero aunque mantenga las cosas simples o pruebe un diseño nuevo, mi pedicura semanal sigue siendo una parte vital de mi rutina de belleza. Si quieres lucir unos pies hermosos, sigue mis pasos.

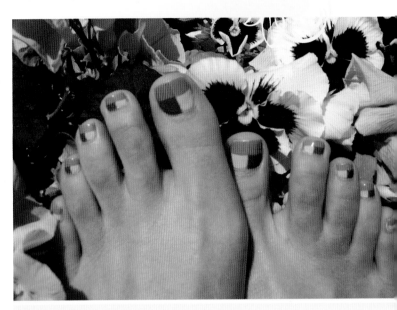

¡Mira mis pies! Me fascinó mi "pedi" y no podía dejar de mirarlos.

pedicuras

Una pedicura profesional es mimarse al máximo, pero puedes conseguir algo muy parecido desde casa.

❋ Elimina el esmalte de uñas con un quitaesmaltes suave y sin acetona para que no seque tus uñas. Asegúrate de llegar a los lados de las uñas, donde tocan la piel.

❋ Corta las uñas con un cortaúñas de buena calidad, intentando mantener una forma cuadrada uniforme, y límalas.

❋ Aplica un bálsamo en las cutículas. Yo uso una crema intensiva multiusos. Sumerge los pies en agua templada durante 10 minutos. Si puedes, añade unas canicas en el agua y los pies se sentirán como si les hubieran dado un masaje: frota los pies en las canicas para disfrutar de un maravilloso mini masaje. Conviértelo en un ritual divertido. ¿No tienes canicas? Prueba a añadir unas gotas de aceite de lavanda, e incluso unos pétalos de rosa para un bello efecto visual.

❋ Después de remojarlos, cepilla las uñas con un cepillo suave, enjuágalas y sécalas.

❋ Usa una lima para los pies o una piedra pómez en las áreas más ásperas, los talones y las almohadillas de las plantas, y muy suavemente lima la parte superior de los dedos con tendencia a que les salgan callos.

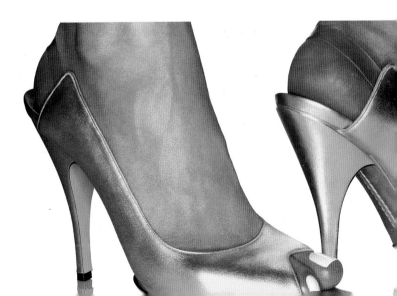

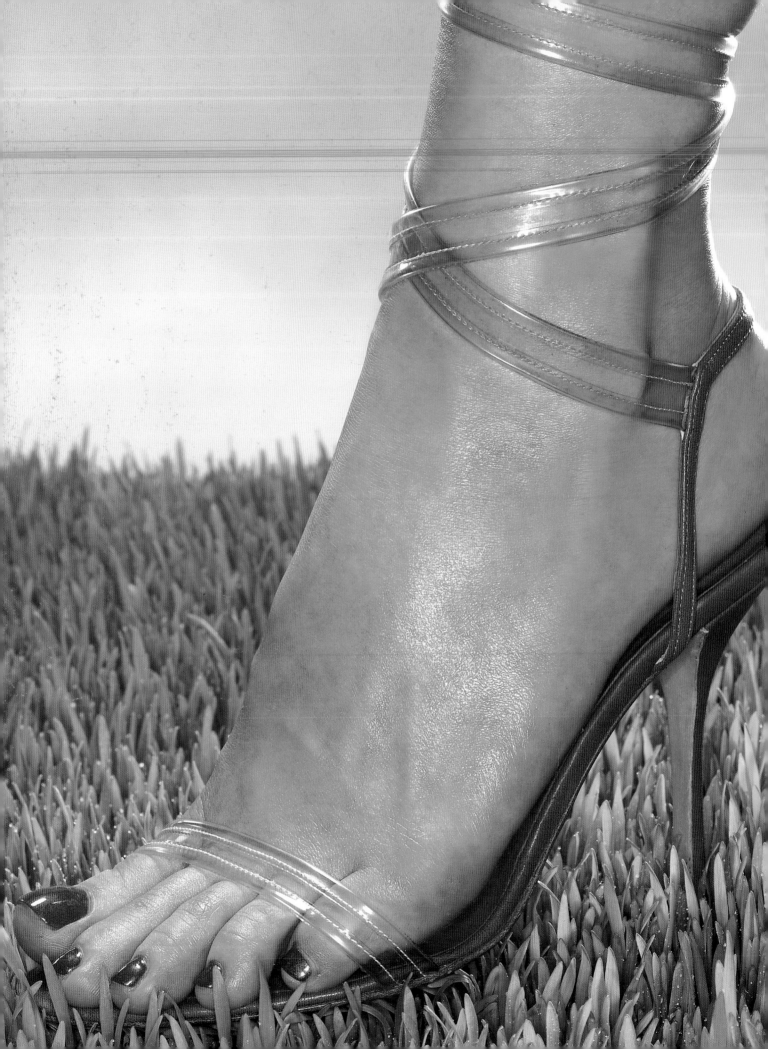

※ Aplica generosamente una crema intensiva.

※ Limpia los residuos de las uñas y asegúrate de que quedan totalmente limpias y secas.

※ Empuja suavemente las cutículas con un instrumento de metal cuyo extremo has protegido con un algodón.

※ Separa los dedos con separadores de espuma para mantenerlos en su sitio y tener acceso al dedo pequeño.

※ Aplica una capa de base. Desde la cutícula hasta la punta, aplica una capa en el centro de la uña y luego a cada lado.

※ Espera al menos dos minutos antes de aplicar el esmalte. Al igual que con la manicura puede que te parezca una eternidad, pero de verdad que merece la pena. Medita sobre unos pies "bellos y sexy". Aplica la segunda capa.

※ Sáltate el paso de la última capa y aplica una de secado rápido en su lugar.

※ Mi último paso es aplicar un aceite protector de secado, que ayuda a prevenir los rasguños en la parte superficie de las uñas.

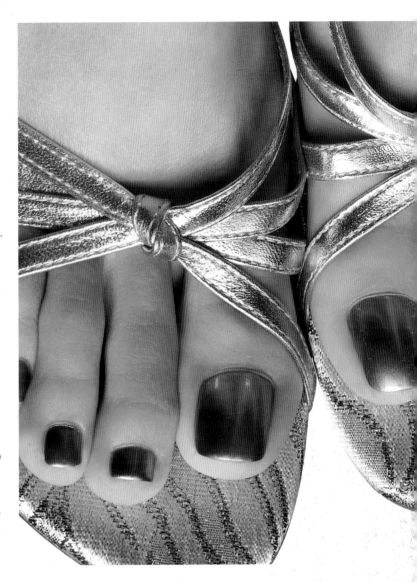

sugerencias y consejos

Como puedes adivinar, no soy una de esas chicas que tienen que llevar la manicura y la pedicura a juego. Odio las reglas restrictivas y creo que debes mezclar y experimentar con tantos colores como desees. Aquí tienes algunas ideas sobre cómo lucir unos pies de impacto.

※ Dedos que no fallan: la manicura francesa (siempre fresca y juvenil), un rojo de sirena (¡sexy!) o un coral luminoso (el mejor para realzar tu fabuloso bronceado "falso").

※ Un tratamiento de belleza que puedes hacer mientras duermes: aplica una crema intensiva y el bálsamo para cutículas, ponte un par de medias de algodón y métete en la cama. Por la mañana tendrás los pies prácticamente como nuevos.

※ Una capa extra siempre mantiene la pedicura fresca, especialmente después de un día en la playa, donde la sal del agua del mar y la arena pueden eliminar el brillo. Hazlo un día sí y otro no.

esa fragancia única

Mi primera fragancia fue una colonia de bebé llamada Nenuco. Mi mamá me la aplicaba por mi cuerpecito después del baño y antes de vestirme. Desde muy pequeña he asociado a las fragancias con la belleza, la limpieza y el estar bien cuidada, razón por la que son una de mis pasiones.

Las fragancias son únicas en cada persona. Dos personas que se apliquen la misma fragancia en la misma parte del cuerpo al mismo tiempo la "llevarán" de formas diferentes, por los componentes químicos del cuerpo. También es cierto que el olor de un perfume en su frasco no es el mismo cuando se aplica en la piel. Por eso es tan difícil a veces encontrar una fragancia adecuada. Tampoco lo hace fácil la gran variedad de clases. Deja que te lo ponga más fácil, para que la próxima vez que se te acerque una dependienta con una muestra de perfume no salgas corriendo despavorida.

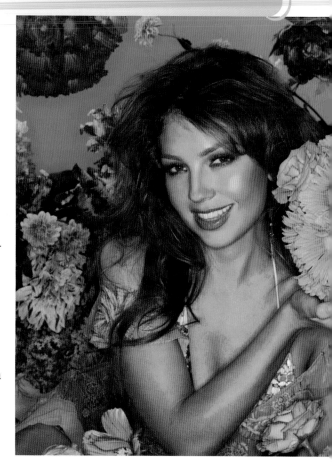

familias aromáticas

Las fragancias se asocian a diferentes imágenes y recuerdos, una de las cualidades que la convierten en algo tan personal. Para ayudarte a encontrar lo que deseas, a continuación te muestro algunas familias aromáticas y las esencias más comúnmente asociadas a ellas:

AMADERADA sándalo, roble, cedro

CÍTRICA bergamota, limón, naranja, mandarina

FLORAL gardenia, rosa, lavanda, jazmín

MUSK pachuli, almizcle, ámbar

HERBAL romero, salvia, tomillo

DE PLANTAS hierbas, hojas cubiertas de rocío

conocimientos básicos

La mayoría de los perfumes están hechos de tres notas, cada una definida por su duración.

NOTA ALTA La primera impresión de una fragancia, lo que hueles inmediatamente al abrir el frasco. Dura unos quince minutos. Para notas altas se usan normalmente los cítricos o aromas de plantas.

NOTA MEDIA Ésta es la esencia de la fragancia, lo que la define. Sale a la superficie cinco minutos después de aplicar la fragancia en tu piel.

NOTA BAJA Sale a la superficie a las tres o cuatro horas de aplicar la fragancia.

tipos de fragancias

¿Te has preguntado alguna vez por qué te cobran $75 por un frasco diminuto de fragancia en aceite, pero sólo $7.50 por un bote de rocío para después del baño? Tiene que ver con el nivel de concentración de la fragancia en su fórmula. Aquí tienes lo básico en las diferencias:

PERFUMES Tienen la mayor concentración de fragancia pura respecto a la cantidad de alcohol. Aplica un toquecito donde late el pulso y la fragancia durará horas. No necesitas cubrirlo con otras capas de fragancias, porque el perfume tiene fuerza por sí mismo.

COLONIA Tienen más cantidad de alcohol diluído que los perfumes. La colonia se puede mezclar con capas de otras fragancias. También es más barata que el perfume, como podrás comprobar en cualquier tienda: un frasco pequeño de eau de parfum cuesta más que la versión de colonia en spray, mucho más grande, de la misma fragancia.

ACEITES Puede que sea la forma más intensa de una fragancia; depende de la cantidad de aceite aromático que hayan mezclado con el aceite normal. A mí me gustan los aceites, especialmente en invierno. Son muy sensuales.

SPRAYS PARA EL CUERPO Esta fórmula contiene la menor concentración de fragancia pura o aceites esenciales. Son ideales para el verano porque son muy refrescantes. Lo malo: al final del día, no queda ni huella de la fragancia.

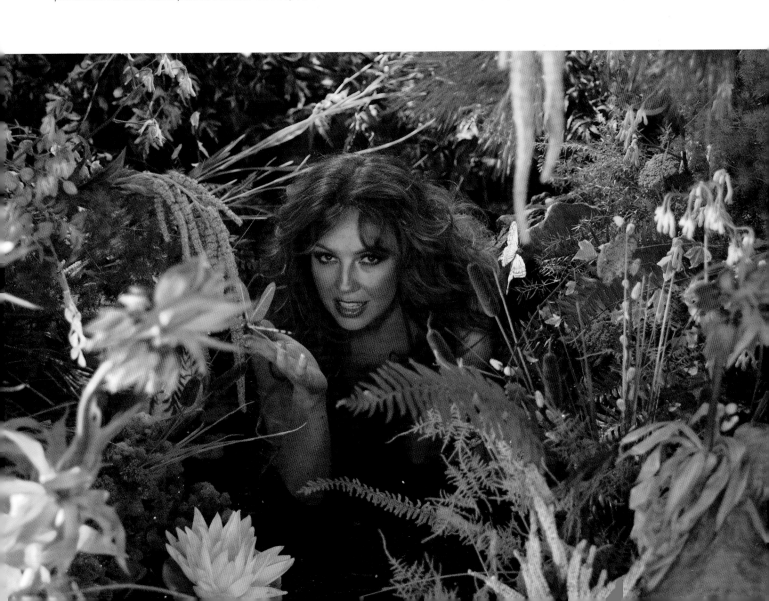

cómo comprar una fragancia

La mayoría de las fragancias no son baratas, así que guarda estos consejos cuando vayas a comprar un perfume.

※ Si ves granos de café sobre el mostrador, toma un puñadito y huélelo entre fragancia y fragancia. Están ahí para aclarar la cabeza y evitar que te confundas al pasar de una fragancia a otra.

※ Usa papeles secantes: rocía la fragancia en el papel para tener una primera impresión de la esencia por sí misma, sin los componentes químicos del cuerpo. Cuando hayas reducido la selección a dos o tres, aplica una en cada muñeca y la otra en la parte interior del codo.

※ ¿Recuerdas lo que te expliqué sobre las notas altas y las notas bajas? Espera quince minutos como mínimo y vuelve a olerlas, y entonces toma tu decisión.

※ Pide una muestra y úsala durante unos días.

※ Una buena fragancia debe darte ánimo y confianza en ti misma. Si no lo hace, simplemente no merece que te gastes el dinero. Compra sólo una fragancia que signifique algo para ti.

※ A todas nos gustan las fotografías de los famosos en la alfombra roja. ¡A mí desde luego me encanta mirarlas! Si te gusta la ropa de algún diseñador en particular (digamos que te gusta el sexy y colorido Cavalli o las líneas regias y elegantes de Carolina Herrera) puede que quieras probar su fragancia, porque habrá sido creada para transmitir la firma de ese diseñador mediante una esencia, en lugar de telas, corte y color.

consejos rápidos

El mejor momento para aplicar una fragancia es por la mañana, recién duchada y antes de vestirte. La mayoría de las mujeres tienden a aplicar el perfume justo antes de salir corriendo por la puerta, pero eso sólo hace más difícil aplicarlo en los puntos que la mantienen viva todo el día: allí donde late el pulso. Empieza por la parte inferior y sigue hacia arriba: tobillos, ombligo, base del cuello, detrás de las orejas y la parte interior de las muñecas. A algunas mujeres también les gusta aplicarlo en la parte interior de los codos y el escote.

cómo combinar y mezclar

Hace tiempo, cuando era la reina de combinar fragancias en capas, pasé por la fase del perfume Ángel de Thierry Mugler. Me bañaba en él, me hidrataba la piel con él y por último lo aplicaba en las muñecas y el cuello antes de salir de casa. También hice lo mismo con Samba de Liz Claiborne y Poison de Dior. La aplicación de fragancias en capas (usar la misma fragancia en sus versiones de jabón, gel de baño, crema y perfume o colonia) es ideal para deleitarse en el lujo de una fragancia, y no te preocupes de asfixiar a tu novio o víctimas inocentes cuando les llega la bocanada,

completamente ajena al hecho de que te huelan antes de verte. Hoy en día prefiero aplicar una esencia fuerte en cantidades muy pequeñas; a veces aplico un poco en un pañuelo y lo froto suavemente en el cuello y el escote. Otras veces echo un poco en el aire y dejo que la esencia me envuelva con un suave manto de rocío.

También me gusta combinar aromas diferentes, y no me preocupa que choquen unos con otros (esa idea se quedó vieja junto a la de llevar a juego la uñas de las manos y de los pies). Normalmente uso aceites aromáticos, de los que vienen en tubitos de bolita. Aplico literalmente dos aromas diferentes (un almizcle egipcio con sándalo, por ejemplo) en las muñecas y detrás de las orejas. Mis aceites aromáticos preferidos son los de Carol's Daughter. Duran todo el día y son lo suficientemente pequeños como para llevarlos en el bolso si me siento con ganas de intensificar mi fragancia en pleno día.

Pero si quieres una combinación atrevida, las fragancias para hombres son una mina de oro desconocida. ¡Me gustan tanto que yo misma las llevo! Las fragancias para hombres son fuertes y atrevidas, nunca tímidas ni "piden perdón", que es como me parecen algunas fragancias de mujer. Entre mis favoritas están Égoiste de Chanel y Lowes.

aromaterapia

Era muy escéptica al hecho de que aplicándote una mezcla de aceite de lavanda en las sienes me calmaría el dolor de cabeza, hasta que lo comprobé por mí misma. Desde entonces me convertí por completo, y uso la aromaterapia para ayudarme a mantener el nivel de energía, relajarme por la noche y concentrarme cuando tengo una tarea difícil. La práctica de la aromaterapia se remonta a cientos, si no miles de años. Está basada en el principio de que ciertos aromas pueden ser curativos, suavizantes e incluso vigorizantes.

Aromas calmantes: manzanilla, salvia, jazmín, bálsamo de limón

Aromas vigorizantes: eucalipto, limón, naranja, jengibre

La tienda The Body Shop es ideal para encontrar mezclas preparadas para la aromaterapia, pero si te apetece crearlas tú misma, aquí tienes una receta que puedes usar con un difusor de cerámica y una vela para crear una atmósfera relajante por la noche. Combina estos ingredientes y ponlos en el difusor. La mezcla está hecha a base de aceites esenciales de naranja dulce, ylang-ylang y lavanda. Puedes comprar estos aceites en las tiendas de productos naturales.

* Media cucharada de agua

* 4 gotas de aceite de naranja dulce

* 2 gotas de aceite de ylang-ylang

* 1 gota de aceite de lavanda

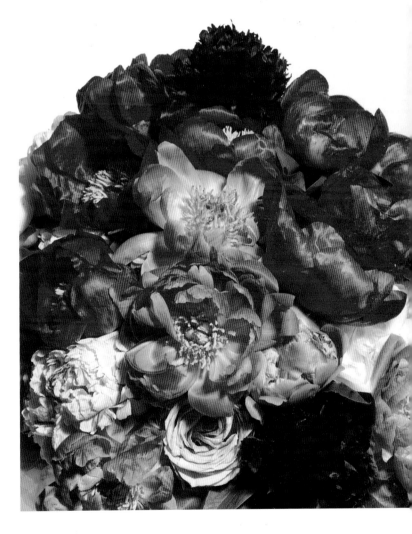

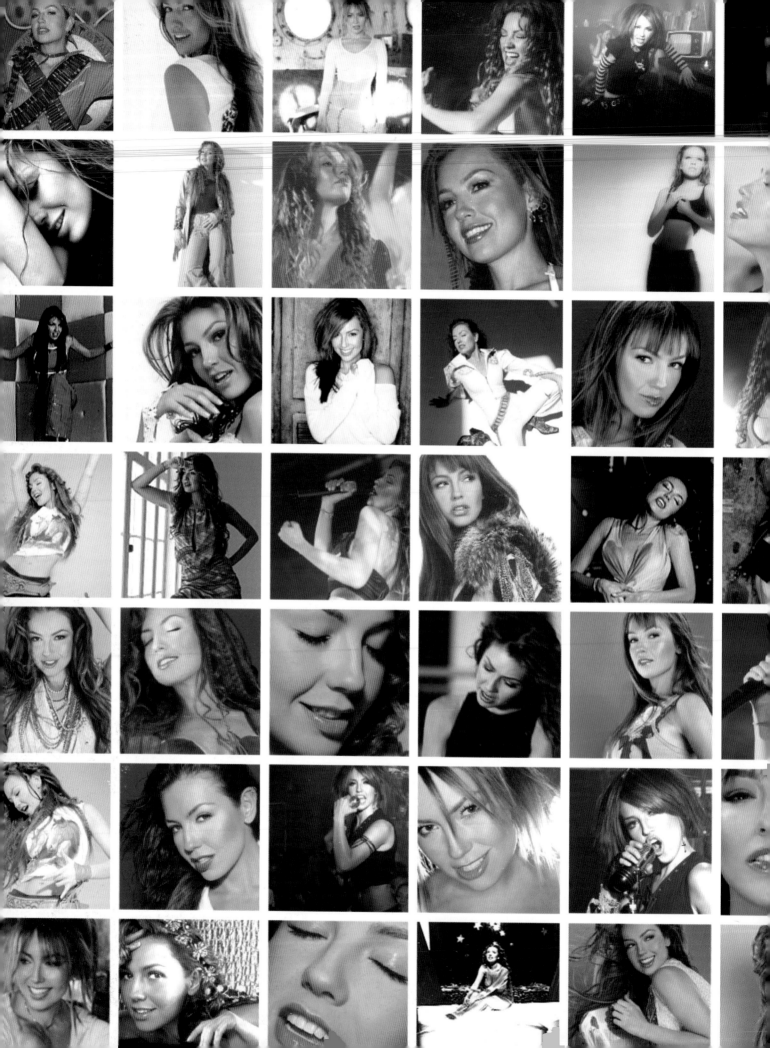

Sí al glamour

ATRÉVETE A CAMBIAR DE IMAGEN

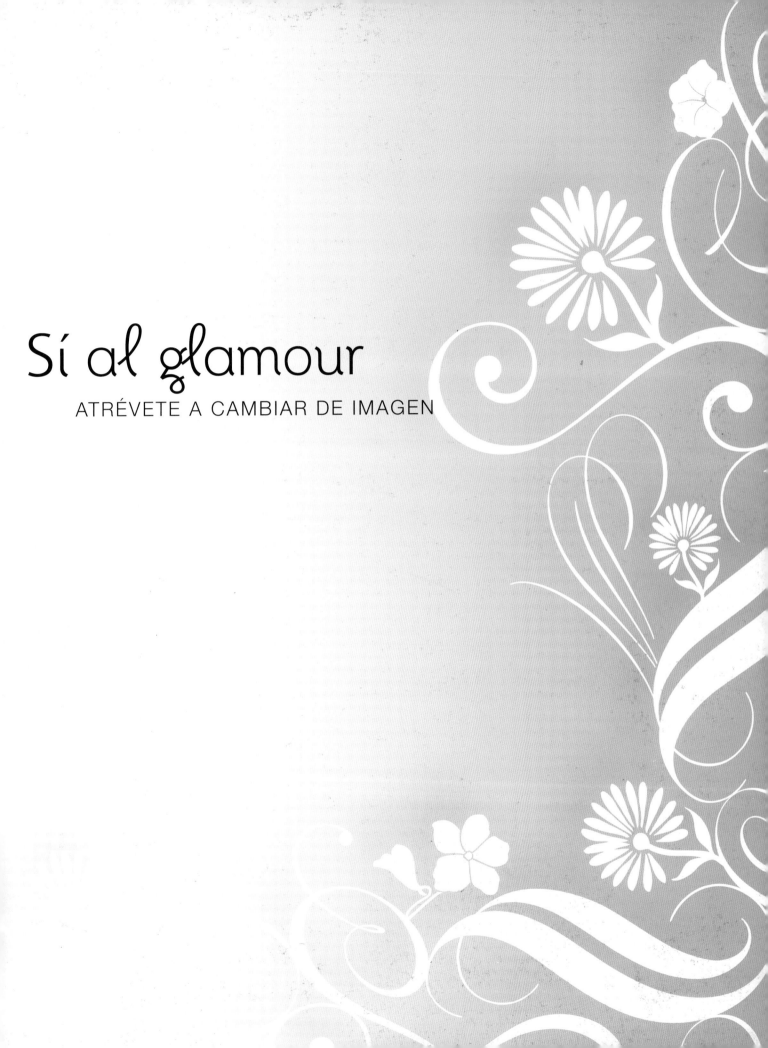

Como podrás comprobar por lo que has leído en

las páginas anteriores, he cambiado de imagen en múltiples ocasiones a lo largo de mi carrera. Aunque me sería imposible explicarte cada una de ellas, sí te puedo decir esto: me encanta cambiar y correr riesgos. Si no fuera así nunca habría venido a Estados Unidos. En México tenía una vida maravillosa pero quería explorar, probar cosas nuevas y retarme a mí misma. Es la necesidad que todos tenemos de reinventarnos y cuestionar la percepción que los demás tienen de nosotros. Esa actitud de "atrévete a ser diferente" es de lo que trata este capítulo. Lo que más me gusta del cabello, el maquillaje y la moda es el gran potencial que tienen para transformarte.

En este capítulo hay un sin fin de cambios de imagen para inspirarte. Algunas son para el día a día. Otras para una noche de fiesta muy especial. Algunos de los cambios son fáciles. Otros cambios requieren un equipo de expertos. Pero he intentado mantener los pasos de la forma más sencilla posible para que lo puedas hacer en tu casa. Hicimos de todo: pelucas, extensiones, pestañas postizas increíbles e incluso maquillaje para el cuerpo. Pruébalo al completo o sólo una parte: tú decides.

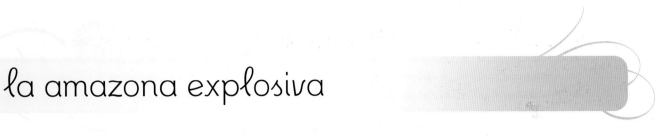

la amazona explosiva

Cuanto más bronceada, mejor, con este tono intenso pero no dañado por el sol. Pruébalo en una calurosa noche de verano.

ROSTRO Y CUERPO

✳ Aplica la base y el corrector para emparejar el tono de piel.

✳ Usa las esponjas para aplicar la base y para difuminar el bronceador líquido en las mejillas, la frente y la barbilla, para darle a todo el rostro un brillo luminoso. El bronceador líquido es la mejor opción en este caso, porque el objetivo es que la piel se mantenga tan fresca y "tocable" como sea posible. Si te sientes más cómoda usando bronceadores en polvo, ve creando el tono con cada aplicación.

✳ Cuando pienses que ya has terminado de difuminar, sigue difuminando. Cada vez que cambias el tono de piel de forma tan contundente como ésta, difuminar es muy importante.

✳ Extiende el bronceador hasta el escote, la espalda al descubierto (pídele a tu amorcito que te ayude, piensa que son como los juegos preliminares con un toque de maquillaje). El efecto final debe ser como si te hubieras bañado en luminosidad.

MEJILLAS

✳ Usa un tono neutro de rubor en gel y aplícalo en la parte superior de las mejillas. El rubor en gel, como el rubor en crema, es mejor para los "looks" (como éste) que no son mates ni pesados.

✳ Usa los dedos para aplicar el rubor.

✳ Igual que con el bronceador, difumina, difumina y difumina, esta vez rápidamente, porque la fórmula en gel se seca pronto.

OJOS

✳ Los ojos crean el factor "ardiente". En vez de usar el color tradicional gris y oscuro, usa tonos cobrizos, dorados y bronceados para crear un efecto dorado general (y aún "ahumado" como con los tonos oscuros) en tu mirada.

✳ Usa el tono dorado como la base, el cobrizo para el contorno y aplica el bronceado perlado sobre las líneas superior e inferior de las pestañas.

✳ Puesto que este estilo es tan intenso, añade secciones individuales de pestañas postizas en los dos tercios exteriores de la línea superior de las pestañas.

✳ Acaba con una capa de rímel marrón.

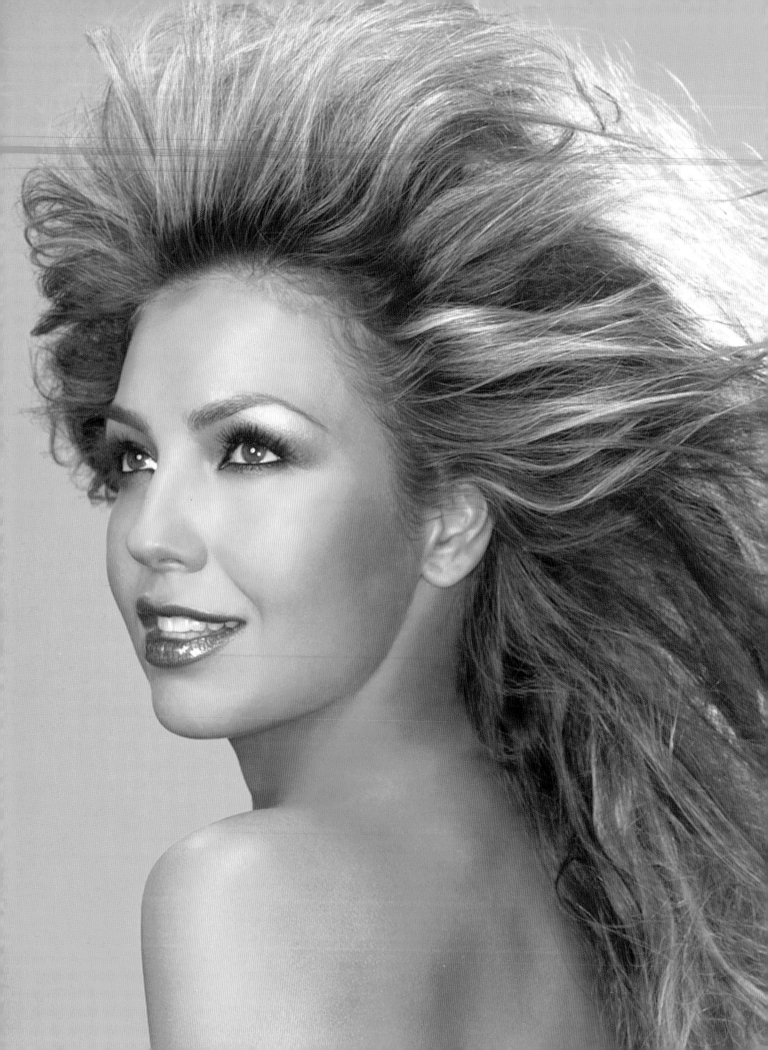

LABIOS

❋ Vamos a acentuar los labios para asegurarnos de que no se pierden en medio de esta "puesta de sol".

❋ Usa colores neutros para crear unos labios intensos y definidos. Elige un delineador neutro o un poco más oscuro que el tono de tu piel. Aplícalo en la línea de los labios y rellénalos para que el color dure más.

❋ Aplica un color labial de tono bronceado con un pincel labial.

CABELLO

❋ Añade extensiones de varios tonos y luminosidades para crear esta gloriosa y voluminosa melena. Empieza con el cabello seco.

❋ Crespa el cabello en la coronilla con un peine de dientes finos, y usa gran cantidad de spray fijador.

❋ Coloca estratégicamente horquillas y clips no sólo para asegurar las extensiones, sino para ayudar a crear volumen a la altura de la coronilla.

❋ Aplica más spray fijador una vez hayas asegurado las extensiones. Es muy importante fijar el peinado, porque este estilo desafía la gravedad.

Consejo práctico: El bronceador te da un tono luminoso y cálido, pero asegúrate de que lo difuminas bien.

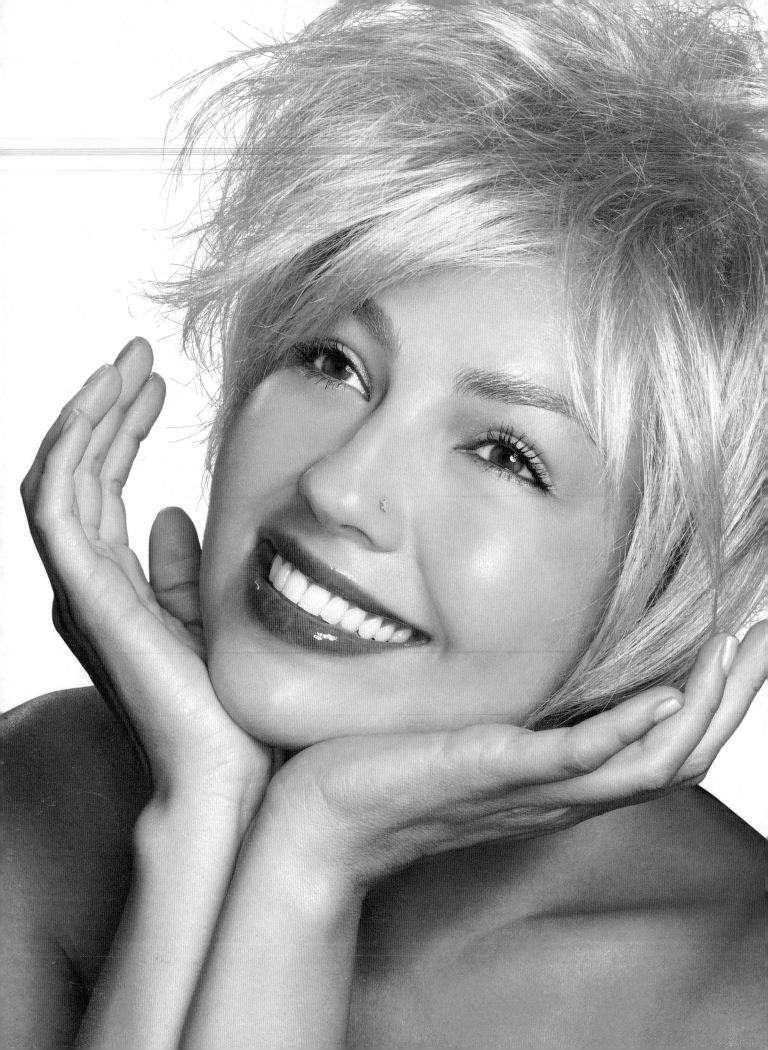

una linda hada

¿Te has puesto una peluca alguna vez? Es increíble cómo te convierte en una persona diferente. Prueba a llevarla una a una fiesta o para salir una noche a un club.

ROSTRO

✳ Aplica una capa fina de base con una esponja húmeda, sólo donde sea necesario.

✳ Aplica suavemente un poco de corrector en las áreas con decoloraciones, como debajo de los ojos, alrededor de la nariz y de la boca.

✳ Para añadir un toque atrevido, usa el pegamento para las pestañas postizas para pegar en la nariz un brillantito.

MEJILLAS

✳ Si siempre usas rubor en polvo, prueba a usar rubor en crema para darle un tono luminoso que dure más.

✳ Aplica el rubor en la parte superior de las mejillas y difumínalo bien para dar un toque ligero.

OJOS

✳ Elige una sombra con un tono suave, translúcido y luminoso con un toque de acabado nacarado para iluminar los ojos.

✳ No uses delineador ni pestañas postizas. Sólo riza las pestañas con el rizador y aplica una capa ligera de rímel, para asegurarte de que los ojos destacan.

✳ Depila las cejas con las pinzas, péinalas y aplica el gel para las cejas. No necesitas usar polvo ni delineador.

✳ Aplica una capa de rímel para las cejas en un tono algo más claro que el tono natural de tus cejas.

LABIOS

✳ No necesitas delineador, sólo una capa de brillo en tono cereza.

CABELLO

✳ Prueba una peluca en este estilo de hada o duende.

✳ No olvides que estás experimentando con un cambio radical en la longitud y la forma del cabello (incluso con una peluca, como yo hice aquí), así que no es necesario que camufles tu rostro con un montón de maquillaje. El pelo corto puede ser muy femenino y coqueto… ¡y sí, muy sexy!

Consejo práctico: Este estilo prueba que menos es más. Sobre todo si quieres parecer más joven, tienes que mantener el nivel divertido pero sencillo. El objetivo es un maquillaje fresco y natural que realce tu belleza.

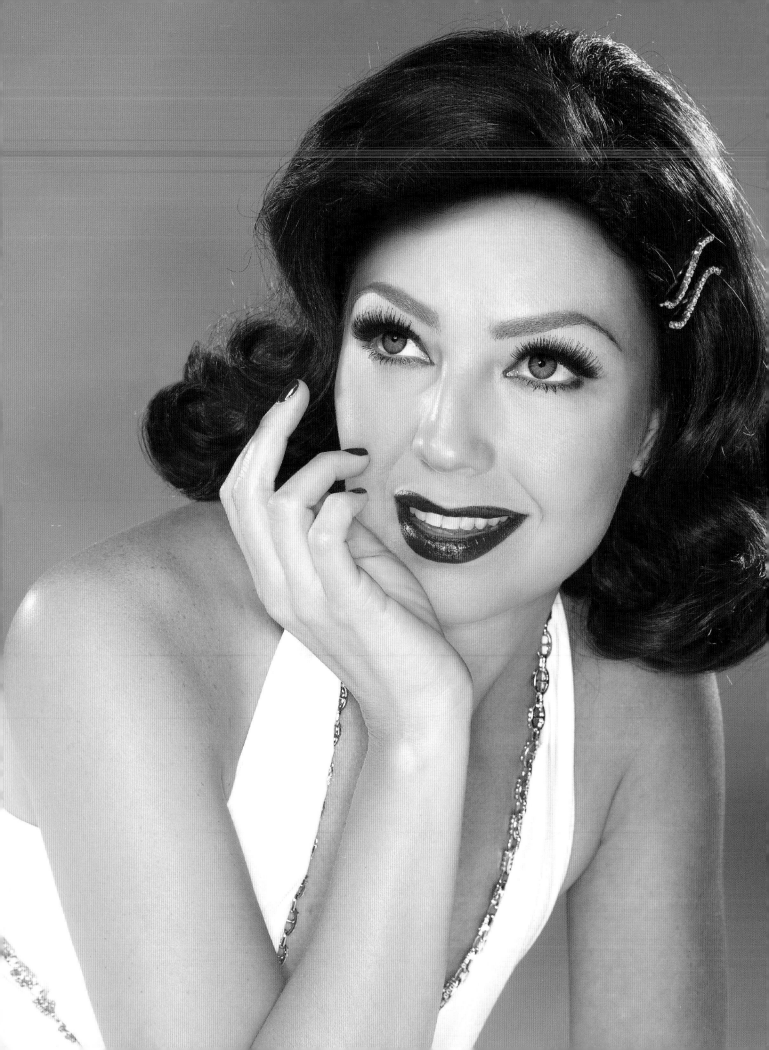

sirena de la gran pantalla

Éste es mi homenaje especial a Elizabeth Taylor, una de mis actrices preferidas del cine clásico.

ROSTRO

❋ El estilo de los 50 era un cutis suave de porcelana, así que aplica una base mate.

❋ Aplica corrector alrededor de los ojos y la nariz para lograr un lienzo perfecto.

❋ Aplica un poco de polvo translúcido para sellar la base y suavizar la piel.

MEJILLAS

❋ Aplica un rubor en polvo rosado. Difumínalo hacia atrás y hacia arriba para acentuar los pómulos.

OJOS

❋ Aplica un tono dorado iridiscente desde la línea de las pestañas hasta el arco superciliar.

❋ Para el contorno usa un tono algo más oscuro que el del párpado. Las sombras deben ser sencillas porque el delineador añadirá más intensidad.

❋ Aplica una capa fina de delineador líquido sobre la línea superior de las pestañas.

❋ Para crear una línea más ancha, traza una segunda línea en la línea superior y extiéndela suavemente.

❋ Traza una línea en la línea inferior de las pestañas y la esquina interior de los ojos con un lápiz delineador.

❋ Para el efecto final, coloca un juego de pestañas postizas en la línea de las pestañas superiores.

LABIOS

❋ Prepara los labios exfoliándolos suavemente y aplicando un bálsamo sin grasa.

❋ Aplica el corrector alrededor de los labios para emparejar la piel de esa zona.

❋ Delinea y rellena los labios con un delineador rojo. Esto evitará que el color se "salga" y durará más.

❋ Aplica un color labial rojo clásico con un pincel labial. Yo usé aquí Red Russian de MAC, un tono rojo-azul que sienta bien en una gran variedad de tonos de piel.

CABELLO

❋ Usa los rolos para crear esas ondas clásicas.

❋ Para este estilo quería un tono castaño oscuro. Un cabello oscuro requiere que el rubor realce el rostro.

Consejo práctico: Prueba las pestañas postizas voluminosas. Te sentirás como una estrella.

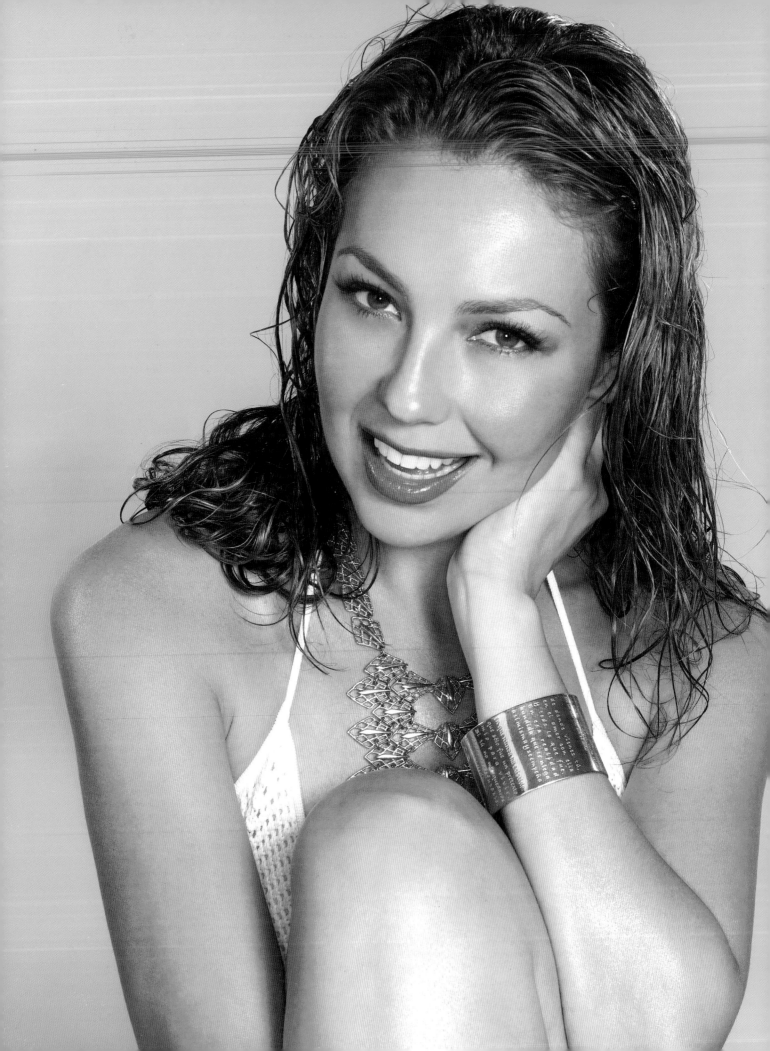

san tropez

Este "look" es refrescante y deja la piel y el cabello con un aspecto luminoso y natural. Es ideal para la playa o la piscina, con un maquillaje simple en los ojos y muy fácil de aplicar. ¡Súper fresco!

ROSTRO Y CUERPO

✳ Aplica el corrector sólo en las zonas donde lo necesites, como los lados de la nariz y el área alrededor de la boca. Puede que ni siquiera necesites aplicar la base.

✳ Para conseguir una piel luminosa y radiante usa una base translúcida que oculte las decoloraciones.

✳ Asegúrate de que has hidratado y humectado la piel del cuerpo. Aplica una loción con un poco de brillo nacarado en el tórax, los brazos y las piernas.

MEJILLAS

✳ Aplica un rubor en crema en la parte superior de las mejillas para crear un efecto de tono rosado natural.

✳ Difumínalo con los dedos, hasta conseguir que se derrita en la piel y la deje pareja y radiante.

OJOS

✳ Este estilo requiere un maquillaje simple: una sombra cobriza y perlada alrededor de la línea de las pestañas.

✳ Aplica varias secciones de pestañas postizas con pegamento resistente al agua en el exterior de la línea de las pestañas.

✳ Riza las pestañas con el rizador.

✳ Aplica una capa de rímel resistente al agua con un toque suave, para mezclar las postizas con las naturales y alargar las puntas.

✳ Depila y cepilla las cejas y luego aplica un gel transparente para mantenerlas peinadas.

LABIOS

✳ Para darle un toque de color al rostro, aplica un brillo labial en tono cereza.

✳ Si gustas, usa una fórmula con brillo intenso para dar la apariencia de unos labios más voluminosos.

CABELLO

✳ Humedécelo con agua y aplica la crema estilizadora para evitar que se abra o encrespe.

✳ Si estás en la playa, usa una crema con protector solar o aplica una mascarilla acondicionadora para protegerlo del sol y el agua salada.

Consejo práctico: Este estilo sólo requiere un poco de color y luminosidad en los labios y las mejillas… ¡y listo!

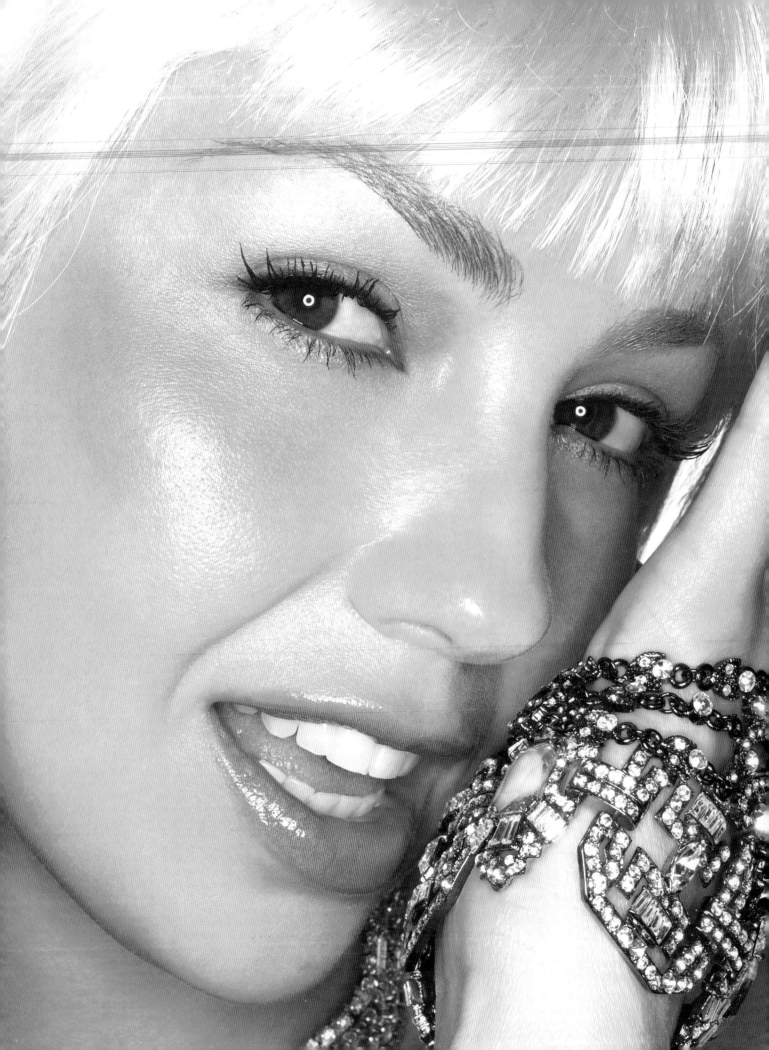

reina del polo norte

La vuelta atrás en el tiempo, el maquillaje que parece sencillo y los accesorios brillantes le dan a este "look" retro un toque moderno. Es un estilo juvenil que cualquiera puede lucir.

ROSTRO

✳ Hidrata el cutis para que luzca radiante.

✳ Aplica una base nacarada para atenuar las imperfecciones sin tener que cubrirlas con un tono opaco.

✳ Olvídate del polvo: en este caso es necesario que la piel se vea.

MEJILLAS

✳ Usa un rubor en crema en un tono rosa claro. Aplícalo en capas con los dedos. Acentúa el color poco a poco, ya que si aplicas demasiado terminarás pareciendo un payaso.

✳ Aplica un iluminador ligero y perlado en la parte superior de las mejillas para resaltar el brillo de la piel.

OJOS

✳ Este estilo es sencillo. Aplica una sombra en crema de tono lavanda nacarado en el párpado, desde la línea de las pestañas hasta el arco superciliar. Este tono hace que los ojos resalten de verdad.

✳ Para añadir un toque de color, aplica un delineador verde en la línea inferior e interior de las pestañas.

✳ Olvídate del delineador y las pestañas postizas.

✳ Aplica capas de rímel para asegurar que las pestañas no pasan desapercibidas entre las sombras coloridas. Asegúrate de aplicar capas ligeras, ya que si son gruesas le quitarán el efecto natural.

LABIOS

✳ Usa un delineador en polvo en tono rosado para delinear y rellenar los labios.

✳ Sobre el delineador, aplica el brillo labial en tono frambuesa para dar un toque de color.

CABELLO

✳ Escoge una peluca de rubio platino que forme una especie de burbuja simétrica que no llegue más allá de la mandíbula, más corta por la nuca y más larga y en ángulo en la parte delantera, para darle forma al rostro.

✳ Las pelucas de color rubio platino normalmente van acompañadas de un maquillaje intenso y en gran cantidad. Como podrás comprobar, te he demostrado que un estilo diferente con esta peluca también funciona.

Consejo práctico: Para experimentar con los ojos, los labios y las mejillas, usa tonos nacarados que se puedan difuminar bien y que no parezcan demasiado fuertes ni te den el aspecto de un payaso.

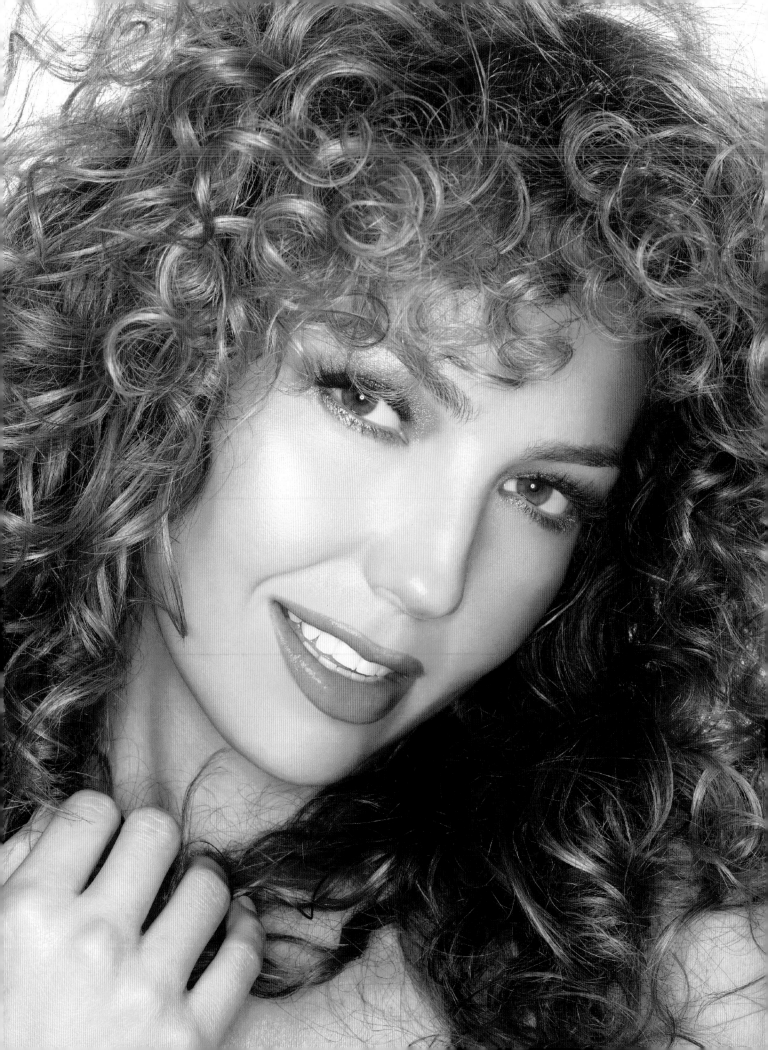

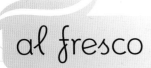

al fresco

Este estilo con los rizos dándole forma al rostro y las mejillas angelicales es otra de las maneras de verte juvenil y fresca, y le favorece a cualquiera. Es ideal para un fin de semana.

ROSTRO

✳ Aplica una base líquida para lograr una piel suave y de textura uniforme.

✳ Aplica el corrector alrededor de los ojos, la nariz y la boca para crear una superficie cremosa y pareja.

✳ Asienta la base con un toque ligero de polvo translúcido.

MEJILLAS

✳ Piensa en el tono de rubor clásico: usa un rubor en crema en tono rosa pálido y aplícalo en la parte superior de las mejillas para dar un toque de color.

✳ Difumínalo con las yemas de los dedos hacia arriba y hacia fuera.

OJOS

✳ Aplica una base de sombra con reflejos dorados en la zona del globo ocular para resaltar los ojos.

✳ Aplica un iluminador de tonos rosas y cobrizos en el arco superciliar.

✳ Para dar contorno aplica sobre el párpado un sombra en un tono más oscuro.

✳ Aplica un delineador en polvo de tono cobrizo y translúcido, un poco más oscuro, sobre la línea inferior de las pestañas.

LABIOS

✳ El objetivo es lograr unos labios suaves y carnosos. Aplica suavemente un delineador de tono rosa suave.

✳ Añade color con un brillo labial cremoso en tono rosado.

CABELLO

✳ Empieza con el cabello seco. Usa una tenaza de cilindro estrecho para crear unos rizos finos y angelicales.

✳ Separa cada mechón rizado en dos o más secciones para crear una melena de tirabuzones.

✳ Aplica sólo un toque de spray fijador para mantener la forma de los rizos. Cualquier otro producto más pesado arruinaría el volumen de los rizos.

Consejo práctico: Para mantener perfecta la forma de los tirabuzones y los rizos usa un spray fijador ligero.

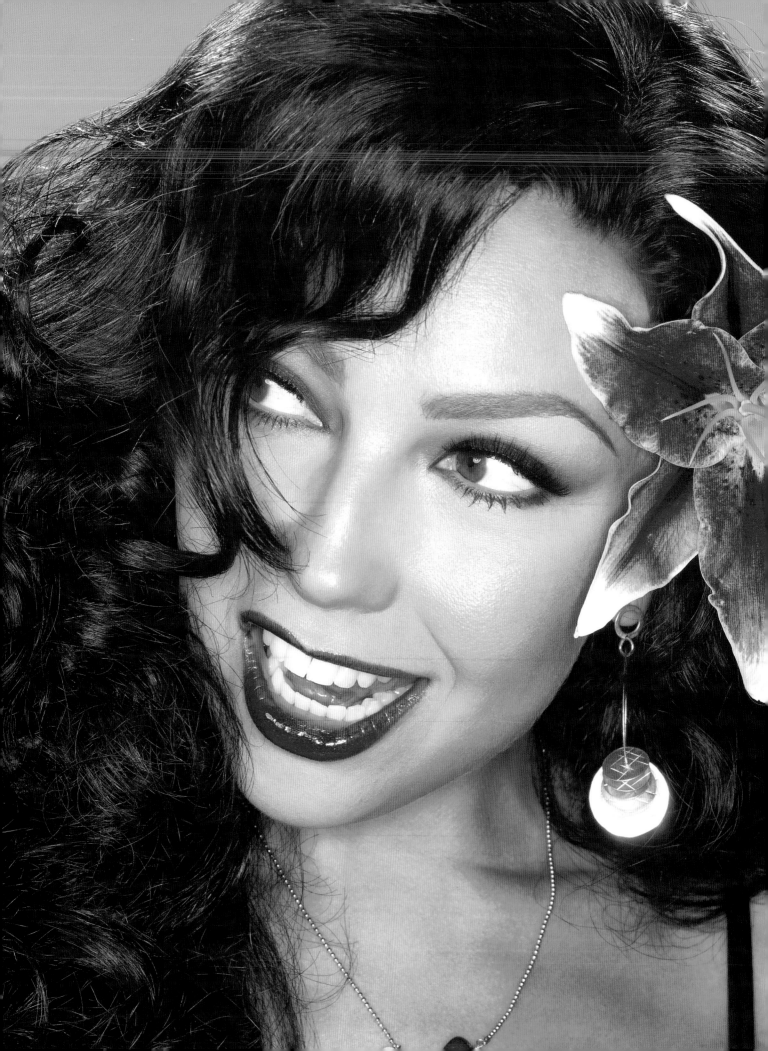

belleza latina clásica

Éste es un homenaje a los iconos mexicanos de la pantalla de los años 50, como María Félix y Dolores del Río.

ROSTRO

❊ Aplica una base mate para emparejar por completo el tono de la piel y disminuir los poros.

❊ Aplica el corrector alrededor de los ojos, la nariz y en todas aquellas zonas con pigmentación oscura.

❊ Aplica una capa fina de polvo translúcido para sellar la base. No olvides que sólo debes aplicar una capa porque demasiado polvo se agrieta y te envejece.

MEJILLAS

❊ Aplica un toque de rubor en polvo de tono melocotón rosado en la parte superior de las mejillas.

❊ Difumínalo con una brocha para el rubor hacia arriba y hacia atrás, pero evita que se vea agresivo.

❊ Da un toque de iluminador en la parte superior de las mejillas y difumínalo con el rubor.

OJOS

❊ Para preparar la base, aplica una sombra dorada mate en la línea de las pestañas.

❊ Con el lápiz delineador (la punta bien afilada), traza una línea fina sobre la línea superior de las pestañas.

❊ Con el pincel delineador, traza una línea en la parte inferior de las pestañas, haciéndola ligeramente más gruesa a medida que te acercas a la esquina exterior del ojo.

❊ Coloca un juego de pestañas postizas para el gran efecto final.

❊ Arregla las cejas de forma que queden presentes sin que se vean artificiales.

❊ Coloca un juego de pestañas postizas.

❊ Moldea las cejas de forma natural.

LABIOS

❊ Prepara los labios exfoliándolos suavemente y aplicando un bálsamo hidratante sin grasa.

❊ Aplica el corrector alrededor de los labios para emparejar el tono de piel en esa zona.

❊ Usa un delineador con un tono lo más parecido a tu piel posible para delinear y rellenar los labios.

❊ Aplica un lápiz labial rojo y cúbrelo con un brillo labial para evitar que se vea anticuado.

CABELLO

❊ En esta foto llevo una peluca. Para crear unas ondas y rizos femeninos y suaves, usa los rolos.

❊ Para darle un toque coqueto y romántico a este estilo, ponte una flor brillante en el cabello.

Consejo práctico: Que no te intimide combinar tonos intensos de maquillaje con otros colores intensos.

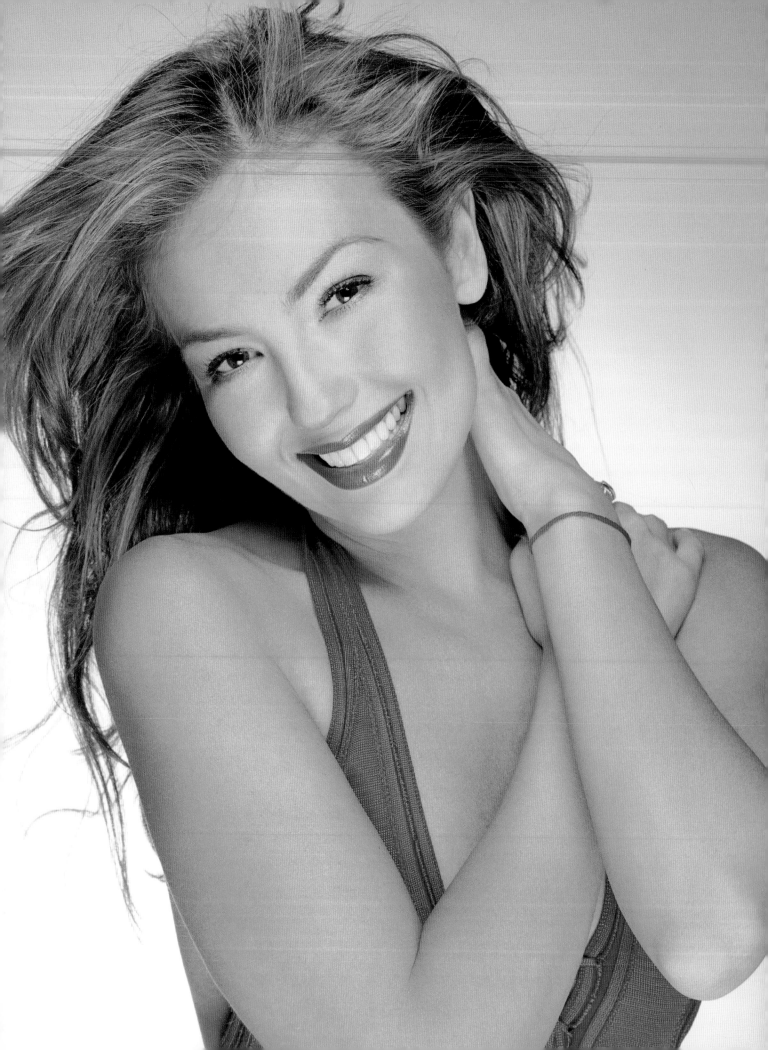

belleza latina moderna

Este estilo es fresco y atrevido como nosotras, las mujeres latinas.

ROSTRO

❊ Aplica la base con una esponja húmeda para difuminarla mejor.

❊ Aplica un corrector iluminador debajo de los ojos y en las esquinas interiores de los ojos.

❊ Aplica un corrector para suavizar y ocultar las imperfecciones o erupciones.

MEJILLAS

❊ Aplica un rubor en polvo de color rosa suave en las mejillas, que acompañará al efecto de los labios sin resultar demasiado brillante o pesado.

OJOS

❊ El objetivo final está en los labios, así que el tono de los ojos debe quedar en segundo plano. Aplica una base iridiscente, casi blanca, desde la línea de las pestañas hasta el arco superciliar.

❊ Añade un poco de profundidad con un tono neutro en el párpado y difumínalo hacia las cejas.

❊ Aplica un línea muy fina de sombra cobriza o delineador en las líneas superior e inferior de las pestañas. Traza la línea lo más fina que puedas y no la extiendas más allá del ojo.

❊ Un toque con el rizador de pestañas, una capa de rímel, y lista.

LABIOS

❊ Ésta es una actualización de los labios de estrella de cine que se asocian normalmente con el "look" típico de la mujer latina. En vez de un lápiz labial mate se aplica un brillo labial intenso y luminoso. Primero, delinea y rellena los labios con un delineador tan parecido al tono de tu labios como sea posible.

❊ Aplica un lápiz labial cremoso en un tono rojo intenso con un pincel labial, o una fórmula a prueba de manchas que dure 24 horas.

❊ Y por último, aplica un brillo labial transparente intenso. Mi brillo preferido es Lip Glass de MAC.

CABELLO

❊ Alisa el cabello con el secador para dejarlo suave.

❊ Para darle forma, cuerpo y movimiento a las puntas, usa un cepillo redondo.

❊ Aumenta el volumen en la coronilla con un voluminizador de raíces.

Consejo práctico: Los labios rojos son un clásico de todos los tiempos, en cualquier lugar.

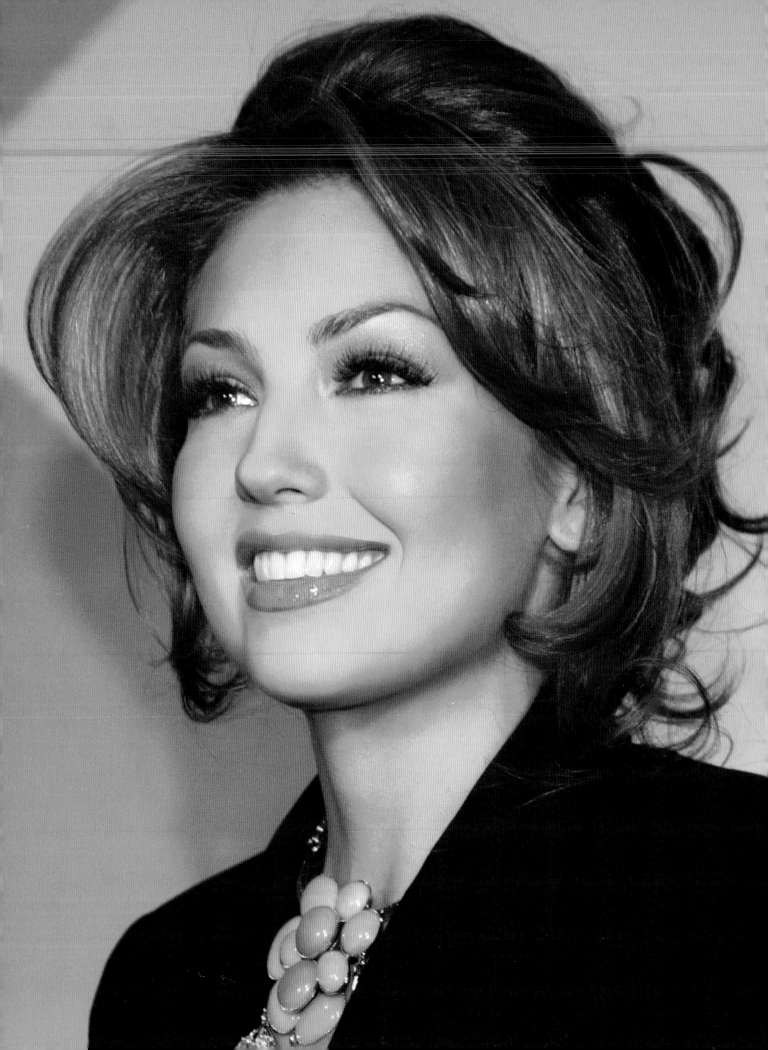

mujer de negocios

Todas necesitamos un maquillaje que dure todo el día, pero debe dar una imagen "sencilla y accesible".

ROSTRO

✳ Aplica una base mate con fórmula para prevenir que se seque.

✳ Difumínala con una esponja húmeda y cubre de forma pareja todo el rostro.

✳ Finaliza con una capa ligera de polvo translúcido para sellar el maquillaje.

MEJILLAS

✳ Aplica un rubor suave en tonos melocotón y marrón en la parte superior de las mejillas.

✳ El resultado debe ser un tono ligero de color que no se desvanezca a lo largo del día.

OJOS

✳ Usa tonos suaves. Aplica una base de color en el párpado con un tono neutro o beige con una fórmula en crema.

✳ Una capa de sombra en polvo en tono marrón claro en el párpado realzará la sombra en crema.

✳ Con un delineador marrón suave, traza una línea en las pestañas superiores. Difumínala con un cotonete.

✳ Riza las pestañas y acaba con una capa de rímel (las pestañas postizas son opcionales).

LABIOS

✳ Para definir los labios, usa tonos neutros. Un delineador de labios en tono natural o rosa es una buena elección. Aplícalo en la línea de los labios y rellénalos para que el color dure más.

✳ Aplica un color labial en tono rosa pálido.

✳ Para asegurarte de que dura todo el día, "besa" ligeramente un pañuelo de papel antes de aplicar la segunda capa de lápiz labial.

CABELLO

✳ Para conseguir un volumen eficaz pero no demasiado agresivo, recoge el cabello en un "chignon" suelto (deja caer las puntas) con horquillas y spray fijador.

✳ Arregla las capas que rodean la cara con el secador y un cepillo redondo, casi dando la impresión de que tienes el pelo más corto.

✳ Para arreglar el fleco de forma natural pero arreglada, aplica un gel suave pero resistente y luego péinalo con el secador y el cepillo redondo.

Consejo práctico: Para que el color dure más, aplica un color labial con fórmula en crema o mate. No uses un brillo.

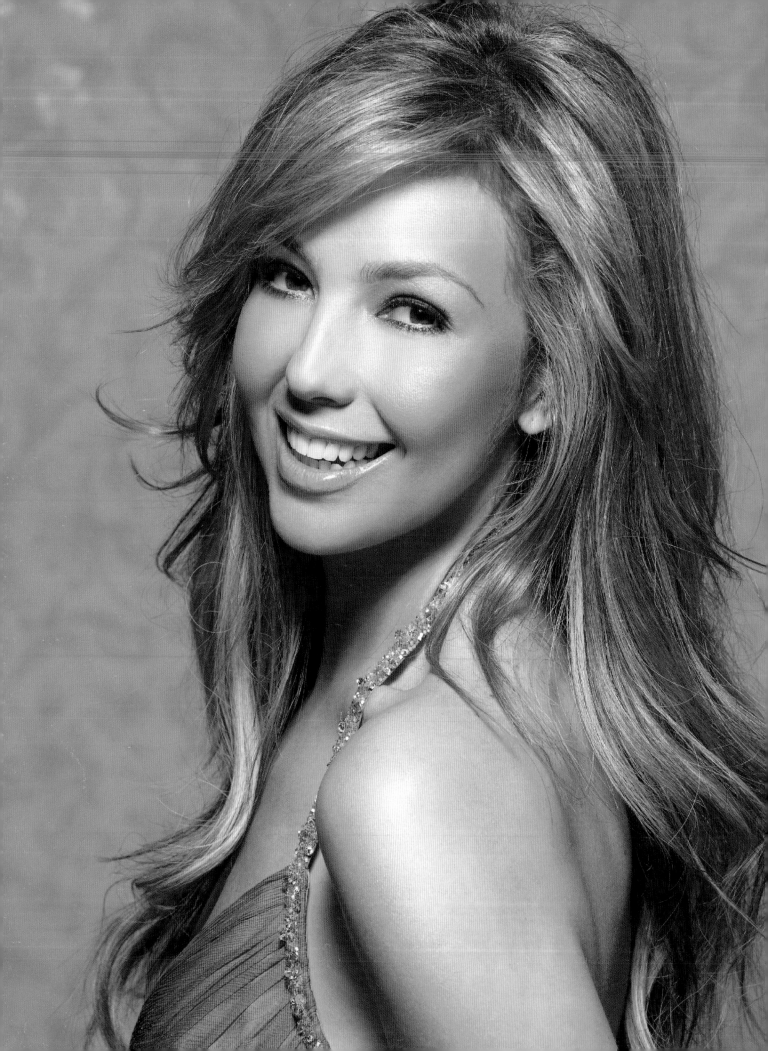

el nuevo Hollywood

Este estilo te deja preparada para la alfombra roja (o para bailar en el club de salsa), ¡en un santiamén!

ROSTRO Y CUERPO

❋ La piel es crucial en este estilo, con una base luminosa y translúcida que realza tu piel en vez de cubrirla. Aplica una base translúcida para emparejar el tono de la piel y difumínala bien, hasta que quede impecable.

❋ Aplica un corrector iluminador debajo de los ojos.

❋ No apliques el polvo mate. En su lugar, aplica un polvo iridiscente. Aplícalo generosamente en el escote y los hombros. El objetivo es que parezca que te has bañado en miel.

MEJILLAS

❋ Aplica un iluminador en la parte superior de las mejillas y en la punta de la nariz para dar un toque de brillo.

❋ Aplica un rubor en crema o gel en un tono neutro para dar la impresión de que es natural.

❋ Difumina el rubor y el iluminador con los dedos para que el maquillaje se desvanezca en la piel.

OJOS

❋ Aplica un tono neutro con brillo en el párpado.

❋ El contorno es lo más importante: aplica una sombra con brillo y difumínala hacia las cejas.

❋ Aplica el iluminador hasta el arco superciliar y hacia la esquina interior de los ojos.

❋ Riza las pestañas con el rizador y aplica una capa generosa de rímel para un acabado sensual y coqueto.

LABIOS

❋ Para dar definición y sensualidad, delinea los labios con un lápiz del mismo tono que tu piel, pero dale un toque de suavidad difuminándolo con los dedos.

❋ Aplica un poco de brillo natural para lograr un acabado luminoso con un toque de color.

CABELLO

❋ Alisa el cabello con el secador y usa una tenaza de cilindro ancho para lograr ondas suaves.

❋ Aplica spray voluminizador en las raíces de la coronilla.

❋ Usa un peine de dientes anchos para suavizar la superficie.

❋ Aplica un spray fijador con brillo para mantener el volumen.

Consejo práctico: Realza el brillo natural de tu piel con una aplicación generosa de polvo brillante para el cuerpo cada vez que lleves un vestido que deje la piel al descubierto.

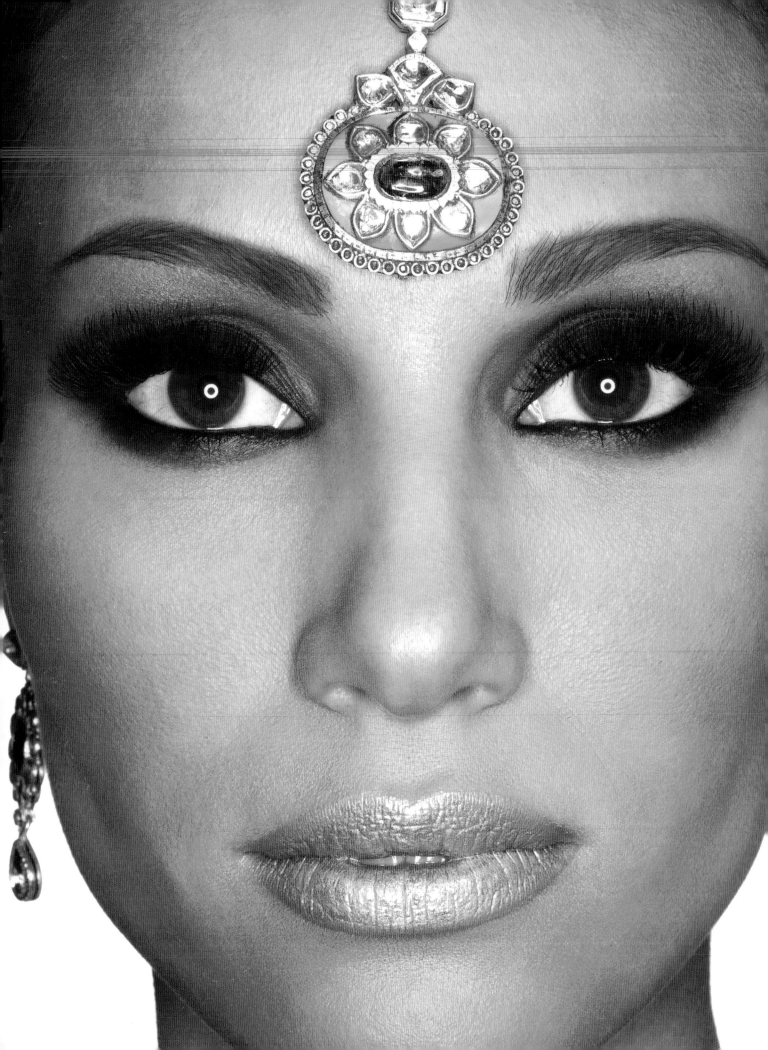

estrella exótica

Una piel impecable con un tono miel, a juego con un par de ojos exóticos: ideal para una noche de fiesta.

ROSTRO

❋ Aplica la base para suavizar y preparar el cutis.

❋ Aplica una capa muy ligera del corrector alrededor de los ojos. Si aplicas demasiado penetrará en los pliegues y se agrietará, haciendo que parezca que llevas demasiado maquillaje.

❋ Aplica una capa ligera de polvo translúcido para sellar el maquillaje.

MEJILLAS

❋ Aplica contorno en las mejillas, la línea de la mandíbula, a los lados de la nariz y en las sienes.

❋ Aplica un iluminador en la parte superior de las mejillas, desde el centro de la nariz hacia abajo y en la barbilla.

❋ Difumina, difumina y difumina con una esponja húmeda.

OJOS

❋ Prepara el área con una base para las sombras, lo que prevendrá que se agriete y hará que dure más tiempo.

❋ Empieza con una brocha pequeña y aplica una sombra de tono gris oscuro en el párpado, desde la línea de las pestañas hacia la parte superior del párpado. Aplícala en capas de forma gradual.

❋ Difumina la sombra hacia arriba y hacia fuera.

❋ Usa la brocha pequeña para aplicar una línea fina de sombra gris encima de la línea superior e inferior de las pestañas. Rodea el ojo por completo, creando el efecto de un delineador indio kohl o kehel.

❋ Puesto que las pestañas pueden "perderse entre las sombras intensas", coloca un juego de pestañas falsas en la línea superior de las pestañas. Coloca un segundo juego más corto desde la mitad hasta el exterior del ojo.

LABIOS

❋ Los ojos controlan la situación, así que olvídate del delineador y pasa directamente al brillo labial.

❋ Aplica un brillo cremoso en un tono neutro. Esto asegurará que los labios no desaparecen y no le quitan protagonismo a los ojos.

CABELLO

❋ En vez del cabello, hemos decidido adornar la cabeza con un collar. Divide el cabello en tres secciones y suavízalo peinándolo hacia atrás.

❋ Agarra los extremos del collar en el cabello con clips.

Consejo práctico: La belleza viene en todo tipo de colores y culturas. Experimenta probando un estilo nuevo basado en una cultura que admires.

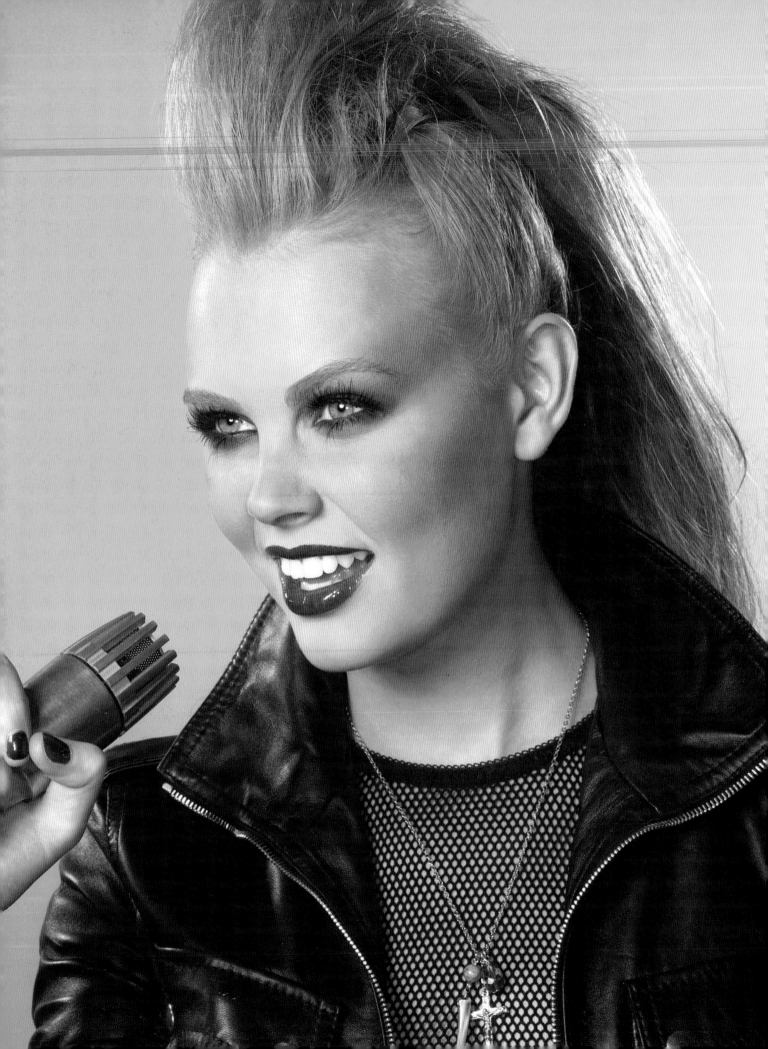

la rebelde

Este estilo rompe las reglas: ¡ojos oscuros con labios oscuros! Es un "look" inspirado en el estilo punk, que hará que la gente se vuelva para mirarte.

ROSTRO

✳ Con la piel limpia, aplica una base mate para emparejar la piel y cubrir las decoloraciones.

✳ Acaba con una capa de polvo translúcido para asentar el maquillaje.

MEJILLAS

✳ Elige un rubor de tono rosa fuerte y difumínalo hacia arriba y hacia atrás.

OJOS

✳ Aplica una sombra rosa mate en el párpado en vez del tono para el contorno regular. Debes exagerar el contorno y extenderlo a la esquina interior del ojo y más allá del arco superciliar.

✳ Aplica un sombra de un tono rosado un poco más claro en el arco superciliar y extiéndelo hacia fuera del ojo con un ancho de tamaño mediano en un trazo recto. Aplica amarillo en el arco de la ceja.

✳ Delinea con el lápiz la línea interior de los ojos, y exagera un poco la zona de la esquina interior.

✳ Coloca un juego de pestañas postizas en la línea superior de las pestañas.

✳ Aplica un capa de rímel, ¡y lista para el rock and roll!

LABIOS

✳ Delinea los labios con un delineador intenso de color rojo un poco más oscuro, pero en combinación con el rojo del lápiz labial. Un color labial oscuro requiere unos labios bien definidos.

✳ Aplica un color labial en crema de color rosa rojizo. Difumínalo bien con el delineador sin desdibujar la línea.

✳ El "look" final es muy juvenil, así que puedes añadir una capa de brillo labial para mantener ese estilo fresco.

CABELLO

✳ Separa la sección central y crea un mohawk largo desde la frente hasta la parte de atrás.

✳ Crepa y aplica spray fijador en la parte frontal hasta que tengas volumen suficiente con el que trabajar.

✳ Cubre las puntas y la zona crepada con la capa más exterior de la sección frontal y péinala hacia atrás.

✳ Asegura las partes laterales con horquillas alrededor de toda la sección, desde el frente hasta la parte de atrás, ocultando las horquillas debajo del mohawk.

✳ Experimenta con las extensiones. Cada una de ellas trae un clip para hacerlo todo aún más fácil.

Consejo práctico: Todo el mundo debería probar alguna vez un estilo que rompa moldes en cuanto al cabello o al maquillaje.

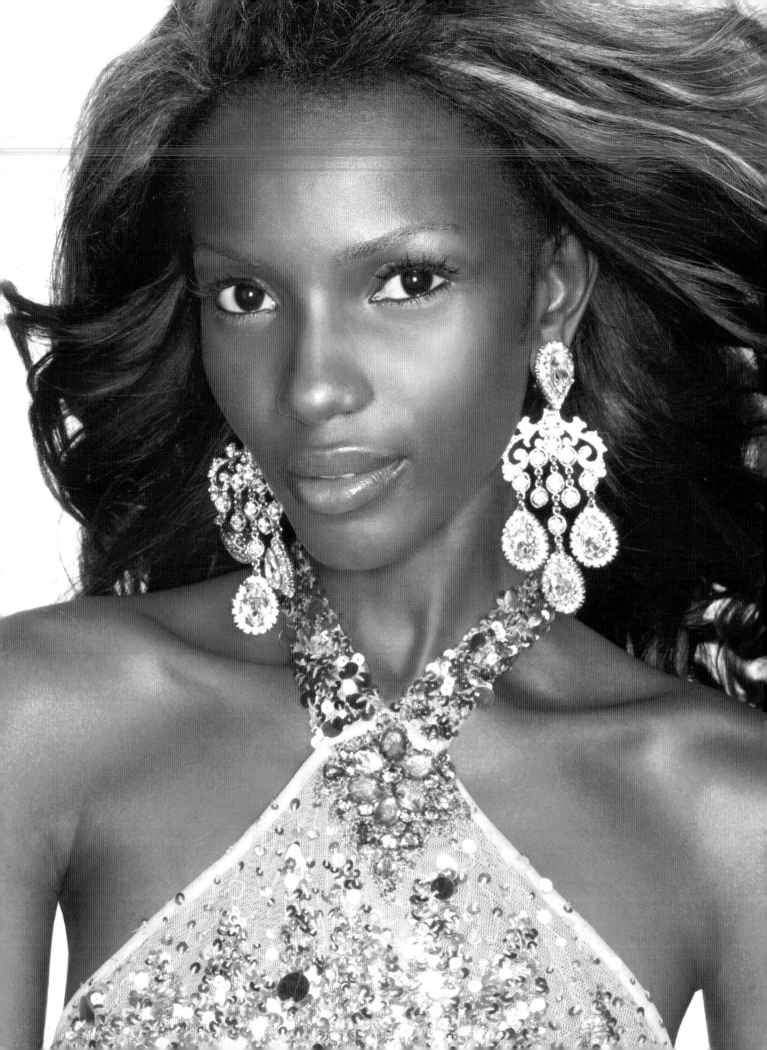

diva peligrosa

Piel bella y luminosa con un maquillaje deslumbrante perfecto para ir de la fiesta al club.

ROSTRO

✲ Suaviza la piel con un base de cobertura intermedia, que atenuará las manchas oscuras y disminuirá las erupciones. Si quieres conseguir una piel sensual debes aplicar una capa suave de base.

✲ Ilumina las mejillas, el centro de la nariz, las sienes y la barbilla con una crema iluminadora iridiscente.

✲ Aplica una base en crema o un corrector de un tono más oscuro en las mejillas, la línea de la mandíbula y a los lados de la frente para afinar la cara.

MEJILLAS

✲ Una explosión de rubor rosa brillante en la parte superior de las mejillas da un toque de color excepcional. Usa un rubor en crema y difumínalo en las mejillas de forma pareja.

OJOS

✲ Para darle brillo a tus ojos, usa una sombra brillante y ligera. Aplica el iluminador en la parte interior del ojo y en el arco superciliar.

✲ Aplica un sombra en un tono más oscuro pero brillante. Aplícala bajo las cejas y en el pliegue del párpado.

✲ Elige un tono intermedio para el párpado con una sombra de brillo intenso para dar más definición.

✲ Dibuja una línea de color negro con el lápiz en los bordes dentro del ojo.

✲ Aplica una sombra dorada en la línea inferior de las pestañas.

✲ Olvídate del delineador y pasa directamente al rizador de pestañas.

✲ Acaba con una capa de rímel.

LABIOS

✲ Unos labios voluminosos no necesitan delineador. Simplemente aplica una capa de brillo dorado perlado.

CABELLO

✲ ¡Todas podemos ser rubias! Prueba con una peluca y experimenta con los colores más claros.

✲ Ten cuidado con el tono de rubio que escoges. Debe haber un ayudante en la tienda en la que compres la peluca que te aconseje sobre qué tono te sienta mejor, pero aún así te recomiendo que vayas maquillada con este estilo (o al menos una versión suave del mismo) para poder probar diferentes matices de rubio y asegurarte de que compras el que te sienta mejor.

juega con los colores

Si cambiar de imagen te intimida, prueba a experimentar con una paleta diferente.

1. AZULES

Los tonos azules son fríos y sofisticados. Mantén los labios sencillos.

* **Mejillas:** rubor de rosa intenso

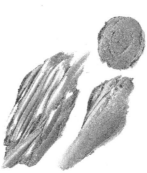

* **Ojos:** azul iridiscente en el párpado y la zona del globo ocular, combinado con un azul más claro para iluminar

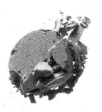 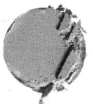

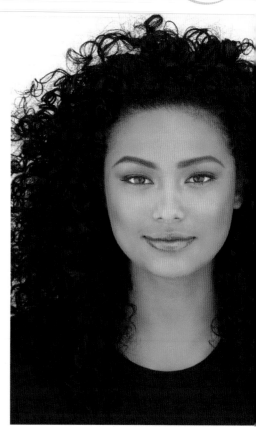

* **Labios:** brillo nacarado en un tono neutro

2. NARANJA

El color naranja es siempre inesperado. En este estilo jugamos con los tonos anaranjados y cobrizos.

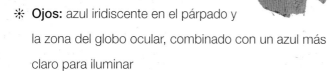

* **Mejillas:** rubor en crema de tonos cítricos

* **Ojos:** sombra en crema en tono mango

* **Labios:** brillo luminoso en tono mandarina

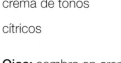

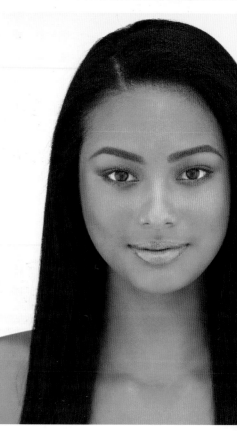

3. ROSA

¡El rosa no es sólo para Barbie! Es un estilo perfecto para llevarlo a diario.

❋ **Mejillas:** rubor en tonos tierra

❋ **Ojos:** un rosa lila suave aplicado en todo el párpado

❋ **Labios:** brillo suave rosado

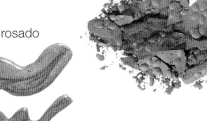

4. LAVANDA

Nunca te imaginaste que un color pastel podría ser tan atrevido.

❋ **Mejillas:** un tono en matices violetas para los cachetes

❋ **Ojos:** los tonos rosa oscuro mezclados con morados dan un efecto colorido e intenso

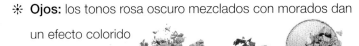

❋ **Labios:** un tono crema brillante

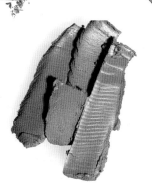

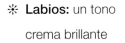

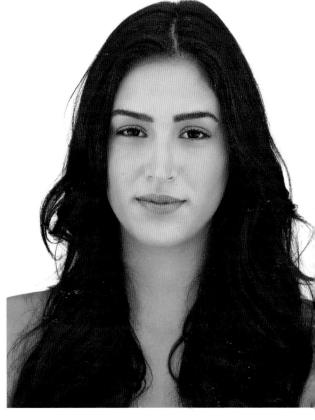

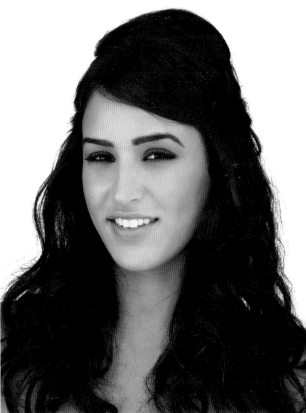

5. ROSAS PLATEADOS

Esta combinación le da a
los tonos rosados un
efecto completamente diferente.

✳ **Mejillas:** muy brillantes,
    naturales

✳ **Ojos:** la sombra luminosa deja los
    ojos con un efecto soñador

✳ **Labios:** un brillo
    transparente con
    un toque rosa
    pálido y
    brillante

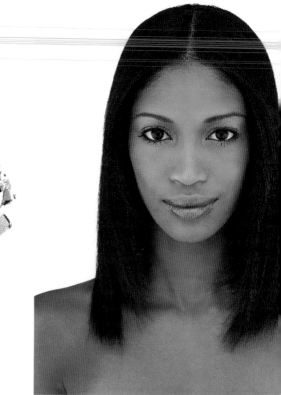

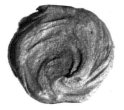

6. PLATEADO METÁLICO

El gris metálico con rojos fríos es
perfecto para ojos y labios
oscuros.

✳ **Mejillas:** rosa intenso

✳ **Ojos:** tono plateado saturado
    con un toque de azul metálico... sexy y peligroso

✳ **Labios:** rojo intenso, casi burdeos,
    con acabado nacarado

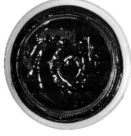

7. MARRÓN

Un acabado suave: los tonos neutros son fáciles de aplicar y nunca aburridos.

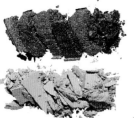

❋ **Mejillas:** rubor dorado

❋ **Ojos:** tono rosa pálido en todo el párpado con un toque de marrón cálido para dar contorno

❋ **Labios:** brillo en tono melocotón

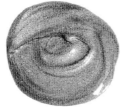

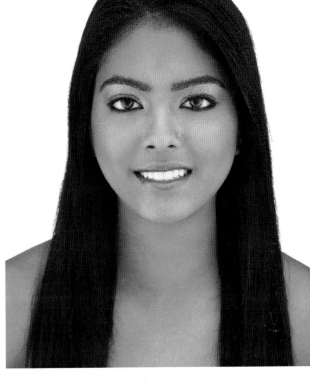

8. COBRIZO

Luminosidad en tonos miel: los tonos cobrizos son perfectos para una noche atrevida.

❋ **Mejillas:** bronceador líquido

❋ **Ojos:** dorado metálico para iluminar, cobrizo para darle color al párpado

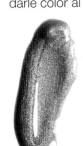

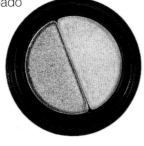

❋ **Labios:** brillo marrón nacarado

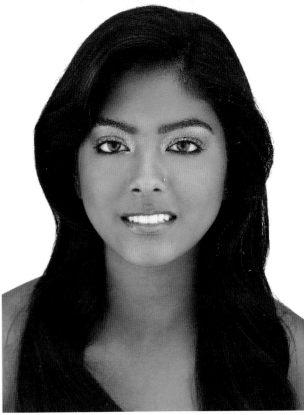

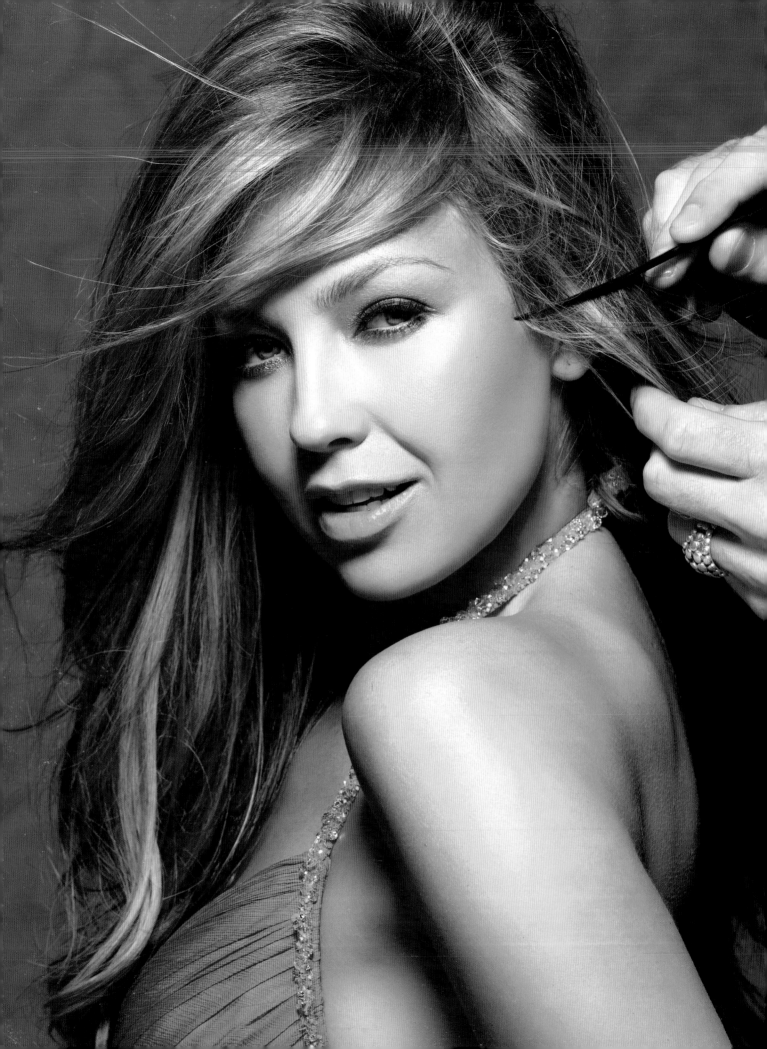

lista para la alfombra roja

OCASIONES ESPECIALES

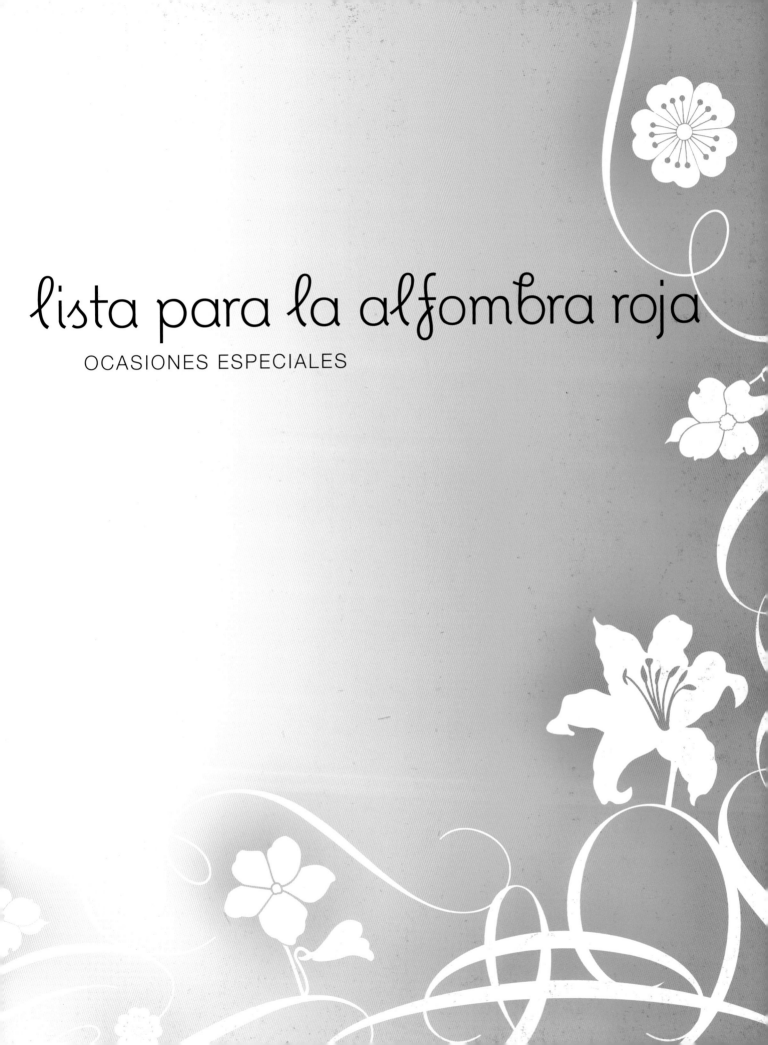

Quinceañeras, bodas y la alfombra roja: he pasado

por todas ellas, y he aprendido tanto de mis errores como de mis aciertos. No es fácil saber si lo que se ve perfecto en el espejo de tu cuarto se verá perfecto ante las cámaras o ante la mirada de cientos de personas. Antes de pisar la alfombra roja me han crespado, teñido, rizado, alisado y recogido el cabello en innumerables estilos según la moda del momento.

En este capítulo te ofrezco consejos a prueba de errores y trucos para ayudarte a sentirte maravillosa en ese día tan especial, para que puedas concentrarte en pasarla bien. Te voy a mostrar cómo recrear mis estilos de alfombra roja preferidos. Voy a compartir contigo mis secretos sobre cómo posar ante las cámaras para salir favorecida en las fotos. Me llevó años de experiencia, ¡pero lo conseguí!

Pero antes, vamos a aclarar el eterno debate: lo tradicional frente a lo moderno. Es un decisión importante para una ocasión especial, sobre todo si quieres que te recuerden como la estrella de la velada.

tradicional frente a moderno

Las bodas y las fiestas de quinceañeras son esas ocasiones en las que cuanto más clásico sea el estilo, mejor. Las chicas que celebran sus quince años tienen más libertad: después de todo, cuando tienes catorce o quince años, ¡todo te sienta bien! Pero en general, cuando piensas en cómo quieres lucir en tu día especial, recuerda que tanto tú como tu familia verán las fotos durante años. Ahora que soy una adulta y puedo ver las cosas desde otra perspectiva, me doy cuenta que lo mejor es optar por la belleza clásica, que siempre se verá atemporal y radiante en las fotografías durante años y años.

Y no es que *yo siguiera* este consejo. Hay millones de fotografías mías en Internet de cuando era una adolescente y pensaba que menos era menos y más era... ¡fabuloso! La gran cantidad de base, los labios rojos mate, el pelo estilo Aqua Net: pasé por todas las fases. Era totalmente parte de las adolescentes de los 80. Es como si alguien me hubiera dejado suelta en el pasillo de los productos de belleza de una tienda y hubiera decidido probarlo todo a la vez, casi como Boy George. En mis fotos de quinceañera llevo la versión mexicana del peinado estilo Duran Duran, y (sí, para qué negarlo) la diadema tipo Olivia Newton-John. Puede que haya parecido ridícula, pero me sentí como si fuera la chica más atractiva de la sala y nadie podría haberme hecho cambiar de opinión. Y, al final del día, eso es lo que espero que sienta cada chica que prepara su maquillaje y su peinado para la celebración de quinceañera. Decidas lo que decidas, ¡debes sentirte como si fueras una estrella!

Para las quinceañeras, el enfoque debe basarse en combinar lo clásico con lo moderno. A mí me gusta personalmente que las niñas de quince años luzcan como niñas de quince años, no como una mujer-vampiro de treinta y cinco. Se trata de conseguir un estilo juguetón, divertido y fresco, no demasiado sexy. Hay tiempo más que de sobra para lucir sexy. Lo que hay que hacer ahora es divertirse. Para el maquillaje, usa sombras de ojos con un poco de brillo nacarado. Dale a tus mejillas un brillo de color rosa. Lorac tiene un rosa fosforescente que se ve divino. Prueba un brillo para dar volumen y realzar la forma y luminosidad de los labios. Para el cabello, elige un peinado natural. Vas a bailar, sudar, reír y besar a todos tus amigos y seres queridos, y además serás el centro de atención. Lo que tienes que hacer es divertirte. Desde luego, es lo que yo hice en mi fiesta de quinceañera: me divertí mucho. Conseguí que mi costurera me hiciera un traje de Dior sacado de un anuncio que encontré en *Vogue*. En ese momento Molly Ringwald era "la máxima" para mí, el icono del estilo de la época. Llevaba el pelo estilo Cyndi Lauper con una diadema de satén en vez de mi tiara. Era mi manera de darle a mi "look" un estilo moderno.

El 2 de diciembre del 2000 me casé en la catedral de San Patricio en Nueva York, que fue un GRAN evento. Hubo más de quinientos invitados, entre ellos Robert de Niro, Bruce Springsteen, Gloria Estefan, Jennifer

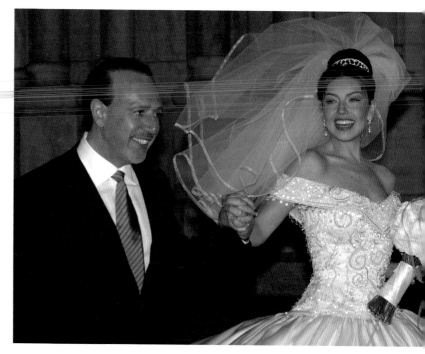

Lopez, Michael Jackson, y por supuesto, mis locos, locos amigos mexicanos. Miles de mis seguidores más apasionados también viajaron a Nueva York para estar conmigo en mi día especial. Cerraron la mitad de la Quinta Avenida, ¡así que no tenía más remedio que estar bella! En mi boda, me inspiré en la Cenicienta de Disney para el cabello, el maquillaje y el vestido. Me delineé los ojos con un lápiz marrón oscuro para dar un toque felino y coqueto. Incluso reforcé las cejas con un pincel, igual que Cenicienta. Ya que los ojos eran el objetivo principal, apliqué un tono neutro en los labios. Lo que hice fue aplicar un lápiz labial cremoso para que durara más. Quería evitar el brillo labial, porque me preocupaba que se pegara en mi velo o que no durara después del típico "y ahora puede besar a la novia". El estilo de mi cabello también fue inspirado en la película de Disney: un recogido al estilo de los 50 modernizado con capas alrededor de los ojos. En vez de la diadema que llevaba Cenicienta, llevé una tiara de diamantes.

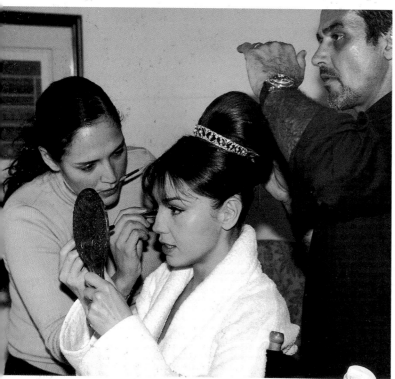

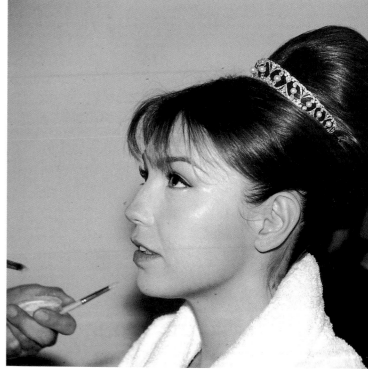

fotos siempre perfectas

La alfombra roja es mi pasarela. Juego con estilos diferentes dependiendo de mi vestido y mi ánimo. No importa qué lleve puesto, cómo me haya peinado o qué maquillaje haya elegido, siempre quiero sentirme a gusto conmigo misma: puedo ser la sirena, la rebelde o la chica de al lado, pero siempre seré yo misma.

Por supuesto, para este tipo de eventos tuve ayuda profesional, pero he intentado darte instrucciones sencillas para que tú misma consigas el resultado.

diosa griega

Para crear este estilo me fijé en Afrodita, diosa del amor. Llevé este glorioso vestido a la gala de Billboard Latin Music Awards de 2005.

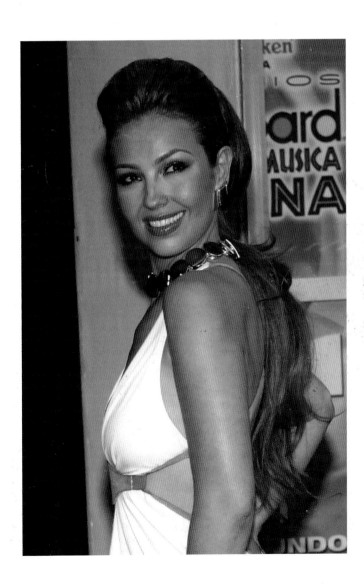

MAQUILLAJE Los labios en tono melocotón son la parte principal. Uso un delineador para darle definición a mis ojos y lo cubro con un color nacarado. Apliqué un rubor bronceador en tono melocotón en la parte superior de las mejillas para dar un toque de color. El maquillaje de los ojos también fue en tonos bronceados. Apliqué un iluminador en el arco superciliar para agrandar los ojos. Una sombra en el párpado para dar contorno, definición y profundidad, de forma que los ojos no pasaran desapercibidos ante las cámaras. Apliqué un tono dorado nacarado para iluminar los ojos. El delineador en el tercio exterior de la línea de las pestañas agranda mis ojos, y el toque final lo dio una generosa aplicación de rímel.

CABELLO Primero me alisaron el cabello con el secador para dejarlo suave y elegante. La sección central superior se cepilló hacia atrás con volumen y luego se alisó, y por último lo aseguraron con clips perfectamente colocados. El resto del cabello lo recogieron en una elegante cola de caballo por encima del cuello. Para suavizarla aplicaron un suero brillante, que también evitó que se abrieran las puntas.

natural y sencilla

Uno de los mayores riesgos en belleza es recoger totalmente
el cabello hacia atrás, sin flecos ni capas. No hay dónde
esconder nada, sobre todo cuando lo llevas con un vestido
de escote y tirantes finos como éste. Eso es lo que intenté
y es precisamente la razón por la que es uno de mis estilos
preferidos. Lo llevé a la entrega de los Grammys Latinos
en 2003.

MAQUILLAJE El vestido rojo es de por sí llamativo, así
que mantuve el maquillaje sencillo y natural. Acentué las cejas.
Usé tonos neutros pero apliqué un rubor algo más oscuro en
la parte superior de las mejillas. Apliqué un poco de contorno
en tono marrón en el pliegue, un toque de sombra gris en el
párpado y un delineador de ojos marrón oscuro en la línea
superior de las pestañas. Coloqué un juego de pestañas
postizas y apliqué una capa de rímel.

CABELLO Me lo alisaron con secador, y luego me lo
recogieron apartándolo de la cara, aplicando gel en los
lados y la parte superior, y recogiéndolo con un elástico, que
quedó cubierto enrollando alrededor un mechón de la cola de
caballo. Lo sujetaron con clips escondidos debajo, y le dieron
movimiento a la cola de caballo con el rizador.

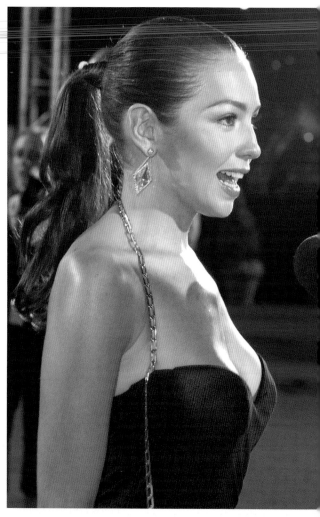

la princesa exótica

Me encantan el color y la intensidad de este vestido inspirado
en un sari. Lo llevé a la entrega de los Grammys Latinos de
2002. Me hizo sentir regia y única.

MAQUILLAJE Apliqué el kohl tradicional que usan las
mujeres indias para dar intensidad a los ojos. Apliqué delineador
líquido en la línea superior de las pestañas y lo extendí hacia
arriba. En los labios apliqué un color labial en tono coral.

CABELLO Ya que el vestido y el maquillaje eran llamativos
arreglé el cabello de la forma más simple posible. Lo alisaron y
lo recogieron en una cola de caballo baja. El suero le dio a las
puntas un acabado sedoso y brillante.

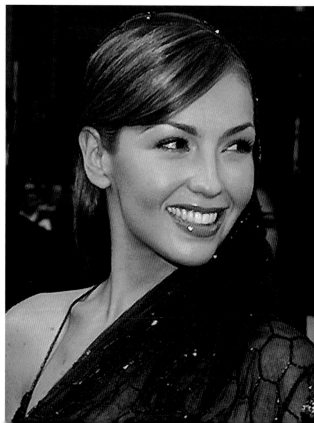

sueños en la puesta de sol

Este estilo brillante y eléctrico se combina con un cabello suave y suelto. Lo llevé al Fashion Rocks Show en 2005.

MAQUILLAJE El color naranja pedía a gritos un maquillaje suave y sutil en tonos bronceados metálicos. Apliqué un rubor melocotón y rosado en las mejillas y añadí un poco de bronceador. Delineé los labios con un lápiz de tono natural y acabé con un brillo labial durazno.

CABELLO Las ondas son el complemento ideal para este vestido entallado. Para darle cuerpo y movimiento a las ondas usé rolos calientes grandes, y las moldeé alrededor de mi rostro con una raya al lado y capas largas. Para asegurar que todo se mantenía perfecto, apliqué spray fijador.

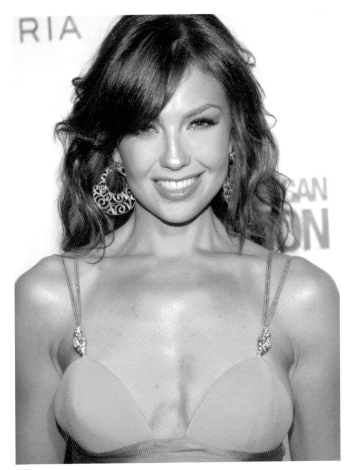

sensual y elegante

Ya que iba al Victoria's Secret Fashion Show en 2005, pensé que este "look" felino sensual era muy apropiado.

MAQUILLAJE Los ojos oscuros con aire felino y los labios en tono claro crean este estilo retro. Mantuve las sombras simples y en tonos neutros. En el párpado usé una sombra en tono cálido y nacarado. Apliqué delineador líquido en la línea superior de las pestañas, extendiéndolo hacia arriba y un poco más allá del ojo. Coloqué un juego de pestañas postizas y apliqué una capa de rímel negro. Apliqué un rubor rosa pálido, delineé los labios con un tono natural y apliqué un suave brillo dorado.

CABELLO Este estilo es un cabello sensual, alborotado y "soñador", tipo años 50. La sección frontal se crepó para crear volumen y luego se suavizó cepillándolo y asegurándolo con clips. El resto se rizó con cilindros anchos para crear rizos sueltos y sensuales. Para finalizar, separé cuidadosamente los rizos con los dedos. Es uno de mis peinados favoritos porque al tener la cara redonda, el volumen en la parte superior me la alarga y afina.

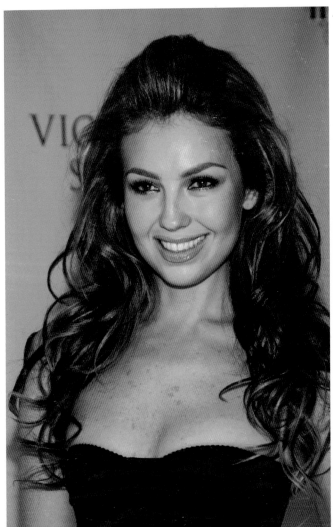

cómo posar sin tener que posar

Mira estas fotos. En una tengo el que llamo mi "rostro de Thalia", es decir, el rostro que el publico conoce de mí. En la segunda, que muestra el lado derecho, se ve mucho más redondo: puedes ver la parte gordita de la cara de niña. Mi lado izquierdo es mucho más definido y simplemente se ve mejor. Por desgracia, esto lo descubrí ya tarde, con mi lado gordito saludándome en todas las fotos de los paparazzi. ¡Espero que tú no tengas que sufrir el mismo tipo de exposición al público!

Nadie tiene la cara simétrica. Así que, cuando tengas una ocasión especial o un acto importante al que asistir (sobre todo si pagas a un fotógrafo para que capture las imágenes que volverás a contemplar durante años), que no te dé vergüenza posar en frente del espejo o la cámara. La cámara te dice la verdad, ¡al instante!; incluso tus mejores amigas puede que no lo vean. Por eso te aconsejo llevar tu cámara digital contigo cuando vayas a la prueba de maquillaje y cuando vayas a decidir qué tipo de peinado vas a llevar con tu vestido, tiara o velo. Las fotos digitales te dan una visión general de lo que va a funcionar y lo que no; qué rasgos de tu rostro se ven bien con los flashes y cuáles no. Aquí tienes otros consejos para que luzcas fabulosa en las fotografías:

✲ Los colores intensos y opacos en la gama de rojos y azules pueden resultar un tanto agresivos. Elige un lápiz labial frambuesa o vino. Aplica azules oscuros mates o translúcidos en los ojos. Evita aplicar azules luminosos y rojos fríos, a menos que seas una experta.

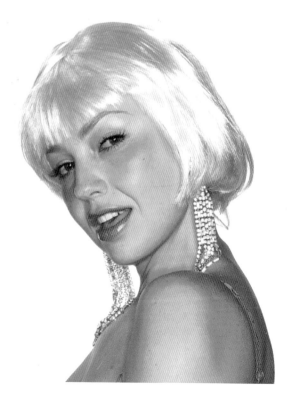 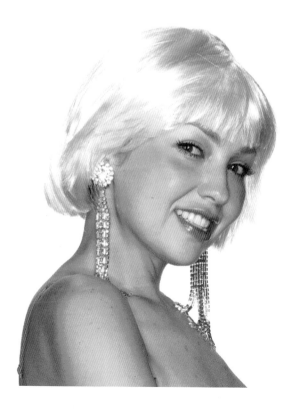

✳ Aplica el polvo en A como expliqué en el capítulo "El maquillaje fundamental": eliminará el brillo no deseado mientras la piel aún se ve fresca y húmeda ante la cámara.

✳ Ensaya tu sonrisa. Una sonrisa de oreja a oreja es una expresión espontánea de alegría. Pero en las fotografías esa expresión puede empequeñecer tus ojos, haciendo que parezcas un poco "payasa". Hazte algunas fotografías para comprobar cuál es tu mejor sonrisa. Si de verdad eres buena, puedes ensayar varias con dientes, sin dientes, amplia, sutil, etc.

✳ ¡Elimina esa papada! ¿Recuerdas cómo E.T. estiraba el cuello y lo hacía súper largo? Eso es lo que tienes que hacer. Mantén los hombros hacia atrás, pega la lengua en el paladar… ¡y tienes un lift de cuello al instante! Estira suavemente la cara hacia fuera y lejos del tórax. Tu rostro se verá más fino y elegante.

✳ Intenta no ser víctima de un mal fotógrafo. Asegúrate de que su objetivo está colocado a la altura de tu rostro o por encima. La posición ideal es que el objetivo te mire hacia abajo, lo que automáticamente adelgaza el rostro, el cuello y los hombros. Lo contrario (cuando tú miras al objetivo hacia abajo) te pone años encima, arrugas y peso, haciendo que parezcas una nueva especie de shar-pei.

✳ ¿Verdad que la gente se ríe de las poses de las chicas que participan en un concurso de belleza? Deja que te explique algo, cariño: hay una razón por la que esas chicas posan así. Y la razón es que pueden lucir doce libras más delgadas (al menos en las fotos) si se colocan con el cuerpo en un ángulo de tres cuartos respecto a la cámara, con un pie ligeramente por delante del otro y metiendo bien adentro la panza.

✳ Mantén los brazos sueltos pero a los lados. Si los cruzas hará que los hombros parezcan más anchos.

✳ ¿Que llevas un vestido sin tirantes? Coloca los brazos en las caderas, lanza los hombros hacia delante y la parte regordeta del antebrazo desaparecerá más rápido de lo que puede hacer una liposucción.

✳ Si te vas a hacer una foto en grupo, intenta colocarte un poco por detrás del resto de la gente. Coloca el brazo por detrás de la cintura de la persona que tienes al lado, pero no por encima del hombro ni detrás de su cuello. Abrázalo o abrázala por la parte baja de la cintura. Visualmente parecerás más delgada. Deja que las reinas de belleza saluden con las manos tiesas. Tú no tienes que hacer eso. ¿Te sientes abultada en vez de delgada y sexy? Coloca la pierna detrás de la persona que está a tu lado. Así estarás cubierta en tres cuartos de tu cuerpo cuando el implacable objetivo que a todos añade unas libras se dispare.

✳ ¡La espalda recta! Nada de echar los hombros hacia delante.

■ ¡SECRETO DE LAS FAMOSAS! ■

Esto es lo que llevo en mi estuche de cosméticos para la noche:

Pegamento para pestañas • Polvo compacto • Brillo labial • Brocha con bronceador en un pañuelo de papel • Mentas refrescantes (recuerda que tienes que besar a mucha gente), ¡y no quieres dar un beso con mal aliento!

¿lista para un primer plano, cariño?

Soy obsesiva con las luces. Es casi inevitable cuando tu trabajo es ver tu rostro todos los días en TV y empiezas a analizar lo que te sienta bien y lo que no. Incluso cuando voy a una reunión o me siento en un restaurante, busco dónde sentarme para conseguir el foco principal. No puedes pasarte la vida obsesionada con la luz, pero puedes aprender algo de mis años de experiencia en este negocio. El saber qué te favorece y qué no te ayuda a relajarte delante de la cámara.

✵ Las luces de los fotógrafos tienden a dar un brillo exagerado. Aplica los iluminadores en poca cantidad y usa una base de fórmula mate en la nariz, la frente y la barbilla (las zonas que tienden a brillar más), sobre todo si estás nerviosa ese día. Ten a mano papeles secantes para los retoques de última hora antes de ponerte delante de la cámara.

✵ Intenta evitar la clase de luz potente directamente encima de ti. Le sienta mal a todo el mundo. Este tipo de luz crea sombras a los lados de la boca y debajo de los ojos.

✵ ¿Que no puedes evitar ese tipo de luz? Intenta crear tu propio "momento Marilyn Monroe" (ella era una auténtica experta sobre cómo colocarse para salir fabulosa en todas las fotos) y mueve ligeramente la cabeza hacia arriba. Esto bañará tu rostro en la luz, eliminando las sombras.

✵ Si estás en una sala bien iluminada con luz natural entrando por las ventanas, siéntate de cara a las ventanas. Esto te dará una luz mejor que la que habría colocado un técnico en un estudio con un fotógrafo profesional.

¡SECRETO DE LAS FAMOSAS!

Antes de aplicar el maquillaje para una ocasión especial, mi maquillador normalmente empieza aplicando una mascarilla para suavizar y preparar mi cutis. La mascarilla no es grasienta ni pesada. Hidrata y suaviza la piel, dejándola suave y fresca. Usa una mascarilla que ya hayas usado antes, no vaya a ser que te salga sarpullido en tu gran día (¡Dios no lo quiera!). Mi maquillador también recomienda un masaje facial para reducir la hinchazón. Mi mini masaje facial es tan fácil que tú misma lo puedes hacer. Además, ayuda a relajarte, que en ese día lleno de nervios viene de maravilla.

Aplica una ligera presión en la barbilla con el dedo anular, y avanza hacia el lóbulo de la oreja en círculos.

Comienza de nuevo en el centro, justo debajo de tu labio inferior. Una vez más, ve poco a poco hacia la oreja.

Comienza de nuevo en el centro, justo debajo de tu labio superior. Ve de nuevo poco a poco hacia las sienes, con movimientos circulares.

Para finalizar, coloca los dedos anulares en el centro de la frente, avanzando hacia las sienes con movimientos circulares.

Esto ayudará a estimular la circulación sanguínea y a reducir la hinchazón.

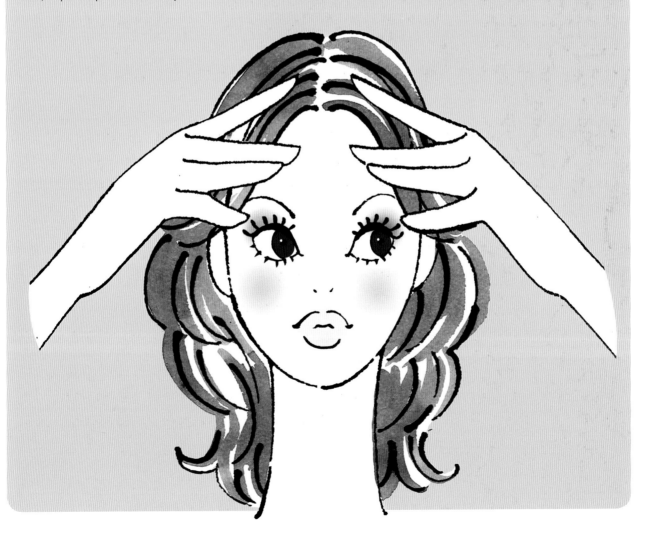

qué hacer en tu día especial

No puedes controlarlo absolutamente todo en tu gran día: el clima, las bromas pesadas del primo Juan, el DJ saliéndose de la lista de canciones que le diste... ¿Pero los pequeños detalles? ¡Claro que sí!

✳ Si aplicas demasiada base o polvo, en las fotos parecerá que llevas una mascarilla. Aplica un polvo suelto en poca cantidad e intenta secar la zona T o A con papel secante en vez de aplicar más polvo También puedes secar tu rostro con un simple pañuelo de papel. Absorberá parte de la grasa sin eliminar el maquillaje.

✳ Cuando se trata de fotos, los iluminadores son traicioneros, así que úsalos con cuidado. Si llevas demasiado iluminador hará que tu piel parezca grasienta.

✳ Evita que el delineador se corra aplicando encima una capa de sombra de ojos de un tono similar con un pincel, inmediatamente después de aplicar el delineador. Esto asienta el delineador de la misma forma que asentaste la base con el polvo suelto.

✳ ¡Usa un rímel y un delineador resistentes al agua! Ideales para cuando empieces a verter lágrimas de alegría... o de pánico, cuando pienses "¿Qué estoy haciendo?".

✳ Si te vas a recoger el cabello, asegúrate de haber ensayado el peinado con tu peluquero. ¡Si esperas hasta el gran día corres el riesgo de hacerlo demasiado estirado! Yo he tenido más de un dolor de cabeza porque me habían estirado demasiado el cabello. Puede que se vea fabuloso, pero tú te sientes fatal.

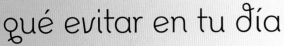

qué evitar en tu día

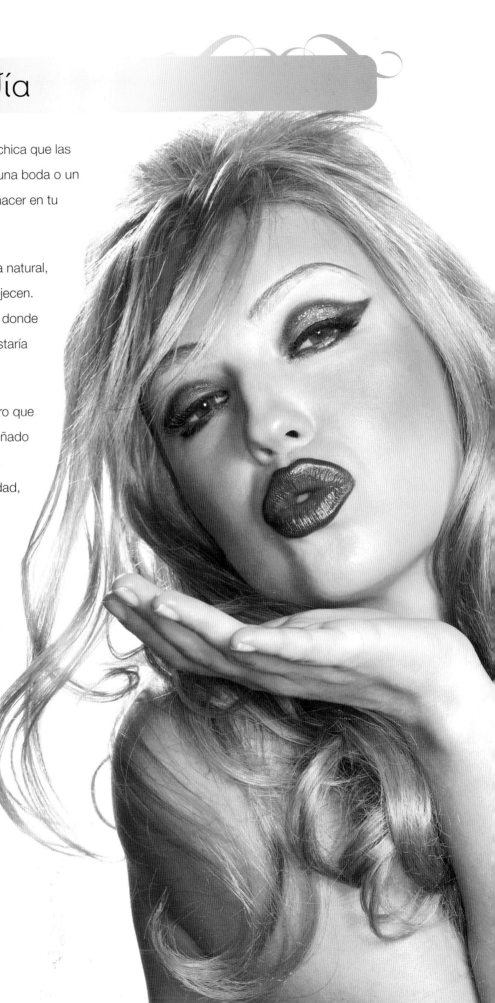

¡Cielo Santo! ¡Alguien debería decirle a esta chica que las máscaras son para disfrazarse, no para ir a una boda o un club! Veamos paso a paso qué no se debe hacer en tu próxima ocasión especial.

CEJAS Los lápices se deben usar en la ceja natural, no en la frente. Las cejas súper finas te envejecen. Si no tienes cejas, aplica un polvo o un lápiz donde deberían estar las cejas, no donde a ti te gustaría que llegaran.

SOMBRA DE OJOS Nunca leerás en mi libro que "no uses la sombra azul", porque te he enseñado a usarla. En este caso, la sombra azul no se aplicó de la forma debida. Demasiada cantidad, demasiado agresiva y con demasiado brillo.

DELINEADOR LABIAL Esta chica confundió su delineador de ojos con el labial. En caso de confusión, deja que te lo aclare: no uses un delineador labial de color oscuro con un color labial más claro. Este estilo "ochentoso" acabó siendo una auténtica pesadilla.

CABELLO Yo llamo a este color el tono cucaracha. Es la prueba de que un tinte salió mal. En teoría te suelo recomendar que pruebes cosas nuevas, pero también me gusta resaltar, en vez de cambiar, lo que tenemos y cómo somos.

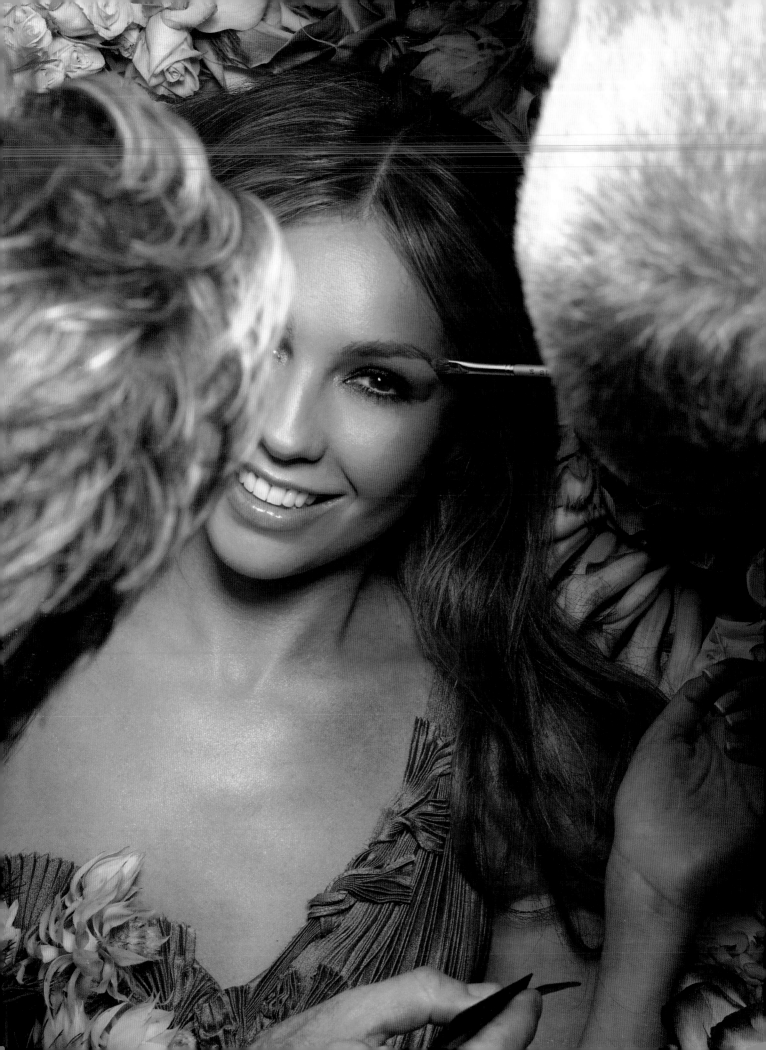

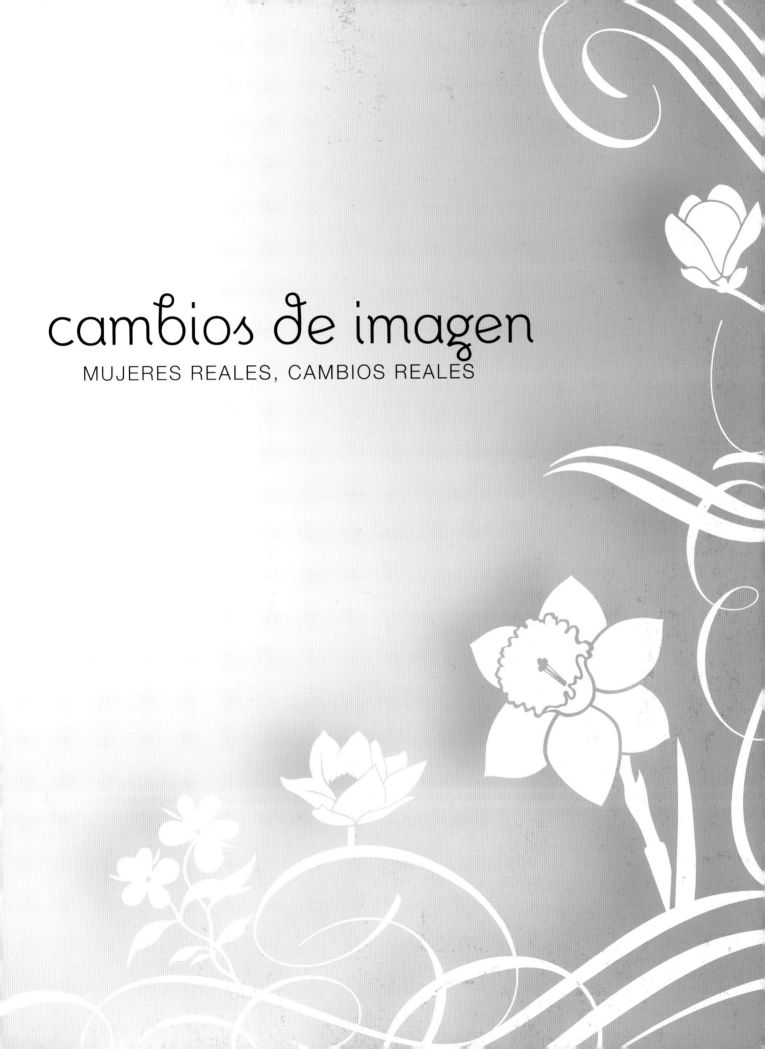

cambios de imagen

MUJERES REALES, CAMBIOS REALES

Para mí, esto es mucho más que un libro de belleza.

Es una expresión de mis filosofías, ideas y consejos: una celebración de lo que significa ser bella por dentro y por fuera. Tienes que amar cómo eres antes de aplicar el maquillaje, y luego aprender a divertirte con tu aspecto y jugar con el maquillaje y el cabello para realzar la mejor versión de ti misma.

Todos necesitamos un grupo de gente positiva alrededor que nos ayuden a sentirnos bien, y por eso quise incluir a las personas de mi vida que han sido clave para mi bienestar física y mentalmente. Este capítulo me ofreció la oportunidad de darles homenaje a las mujeres que llevan tanto tiempo ayudándome, enseñándome multitud de lecciones. Para darles las gracias, les dimos a cada una un fabuloso cambio de imagen que representan diferentes etapas en la vida. ¡Espero que estos consejos también te sirvan a ti!

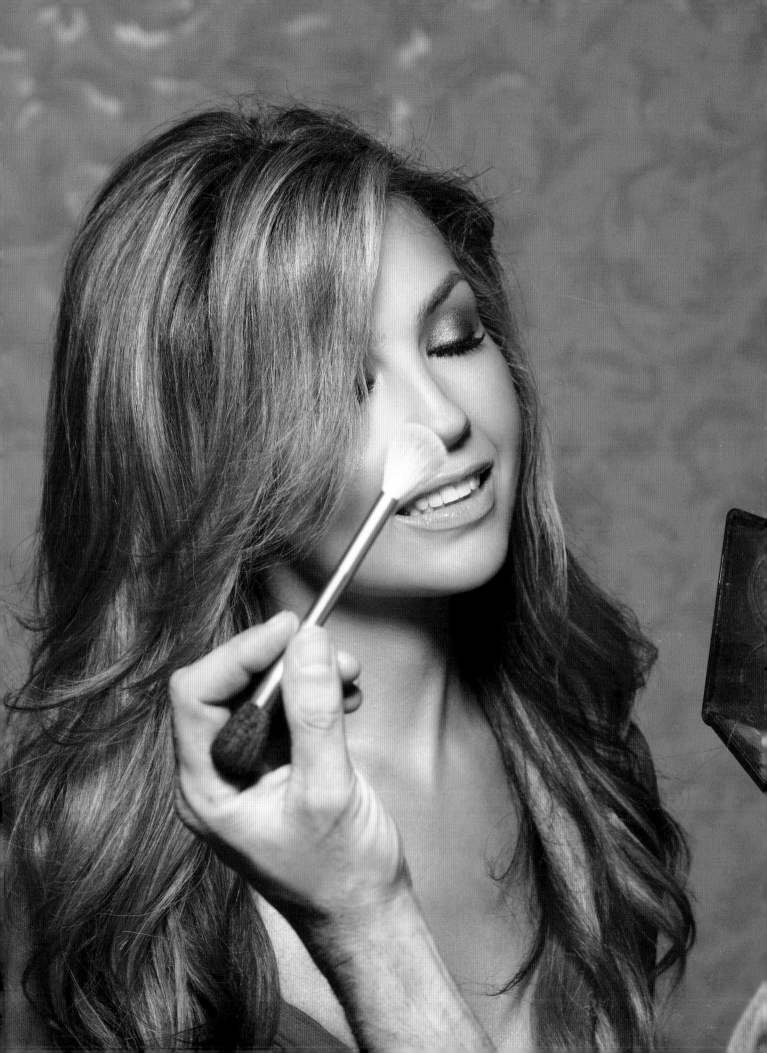

adolescentes

kristina

Las mujeres jóvenes como Kristina siguen inspirándome y asombrándome: están orgullosas de quiénes son y de dónde vienen, e irradian belleza, energía y una gran cantidad de sueños. Conocí a Kristina a través de una mujer que me ayudó con este libro, quien me habló de su sobrina. Cuando oí que le interesaba la moda, que tenía gran pasión por el cine indio y lo muy cercana que estaba a su familia, supe que sería genial para este libro. La imagen de Kristina es hermosa, juguetona e internacional. Quería que su cambio reflejara la diversidad cultural y su sentido de la aventura y diversión que tanto influencian su estilo.

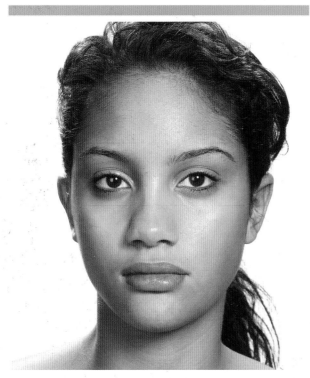

ANTES Un rostro bello, fresco y limpio, con unos ojos enormes que están esperando ser descubiertos.

ROSTRO Kristina tiene el brillo de la juventud, por lo que la base debe ser translúcida, y aplicarla sólo alrededor de la nariz y la boca. Hemos aplicado un corrector con una esponja húmeda alrededor de los ojos y en los párpados para emparejar la piel y crear un lienzo perfecto.

MEJILLAS El rubor rosa en crema en la parte superior de las mejillas le da a Kristina una luminosidad natural y mantiene húmeda la textura de la piel.

OJOS Hemos aplicado una sombra en tono rosado con partículas brillantes diminutas. El delineador líquido verde sobre la línea superior de las pestañas da un toque de color. Aplicamos un toque de sombra rosa en la esquina interior del ojo, rizamos las pestañas y por últimos aplicamos una capa generosa de rímel negro en las pestañas superiores e inferiores. Moldeamos las cejas depilándolas un poco.

LABIOS Una chica no es nada sin su brillo, cariño. Una generosa aplicación de este suave rosa luminoso le da un toque de color mientras mantiene el estilo general juvenil.

CABELLO Si tu cabello es ondulado como el de Kristina, sabrás que lo mejor es llevarlo suelto. Dejamos que el cabello de Kristina se secara al aire, y luego aplicamos suavemente spray en las puntas y gel para definir los rizos.

DESPUÉS ¡Coqueta! Aplicamos un maquillaje simple para enfatizar los mejores rasgos de Kristina sin hacerla parecer mayor de lo que es.

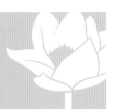

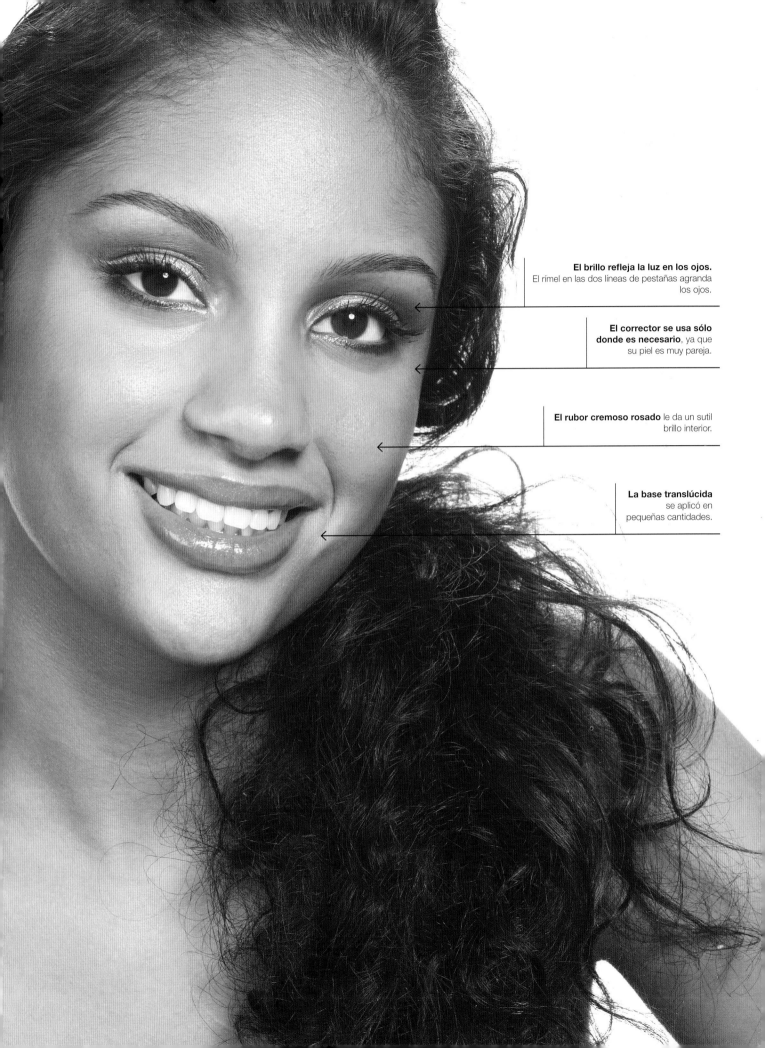

El brillo refleja la luz en los ojos.
El rímel en las dos líneas de pestañas agranda los ojos.

El corrector se usa sólo donde es necesario, ya que su piel es muy pareja.

El rubor cremoso rosado le da un sutil brillo interior.

La base translúcida se aplicó en pequeñas cantidades.

veinteañeras

yudelka

Delka, madre y ama de casa, es una amiga fabulosa que siempre me encuentro en los lugares más increíbles del mundo: Capri, San Tropez, Cannes. Yo llamo a Delka una "aristócrata" urbana porque siempre está cerca de su familia y sus raíces mientras sigue viajando y disfrutando de la buena vida. Le alegró mucho participar en este proyecto e incluso trajo a su bebita al estudio. Con esa imagen sensual, Delka es una auténtica belleza.

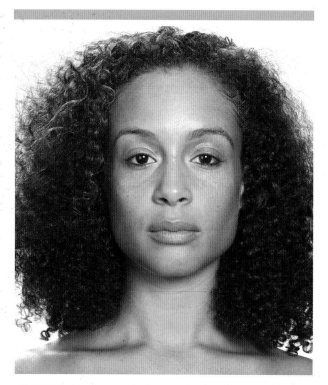

ANTES Unos rasgos bellos y naturales con una piel perfecta.

ROSTRO La piel de Delka es pareja, con poros pequeños y decoloración apenas presente. (¡Suertudota!) Preparamos la piel con una crema hidratante ligera y usamos la base y el corrector en pequeñas cantidades.

MEJILLAS Un poco de bronceador para que las mejillas y la piel no palidecieran en comparación con los ojos.

OJOS Este estilo es intenso. Aplicamos una crema para preparar los ojos y un corrector que refleja la luz, y una base de sombra dorada nacarada en el párpado.

Empezando en la línea de las pestañas, aplicamos una sombra gris oscuro mate en la parte inferior y superior de los ojos, aplicándola gradualmente en capas. Delineamos la línea interior con un lápiz negro. Colocamos varios juegos de pestañas postizas en secciones individuales en la línea exterior de las pestañas. Intentamos colocarlos lo más cerca posible de las pestañas naturales de Delka.

Seguimos con un toque del rizador de pestañas y para finalizar aplicamos la capa de rímel. ¡Y no nos olvidamos de las cejas! Después de darles forma y arreglarlas con las pinzas y un cepillo, aplicamos un poco de polvo para rellenar los espacios. Después sellamos el efecto con un poco de gel transparente para las cejas.

LABIOS Si hubiéramos elegido un tono oscuro habríamos estropeado el "look" de Delka. Elegimos dejar sus labios suaves, brillantes y luminosos con un brillo en tono melocotón dorado.

CABELLO Si tienes un cabello como el de Delka, ¡dale volumen a esos rizos, muchacha! Usamos un gel y un spray fijador ligeros sobre el cabello seco y apretamos los rizos para darles cuerpo y moldearlos alrededor de la cara.

DESPUÉS Una madre hermosa a punto de subir al yate en el sur de Francia, con champán en una mano y su hija en la otra.

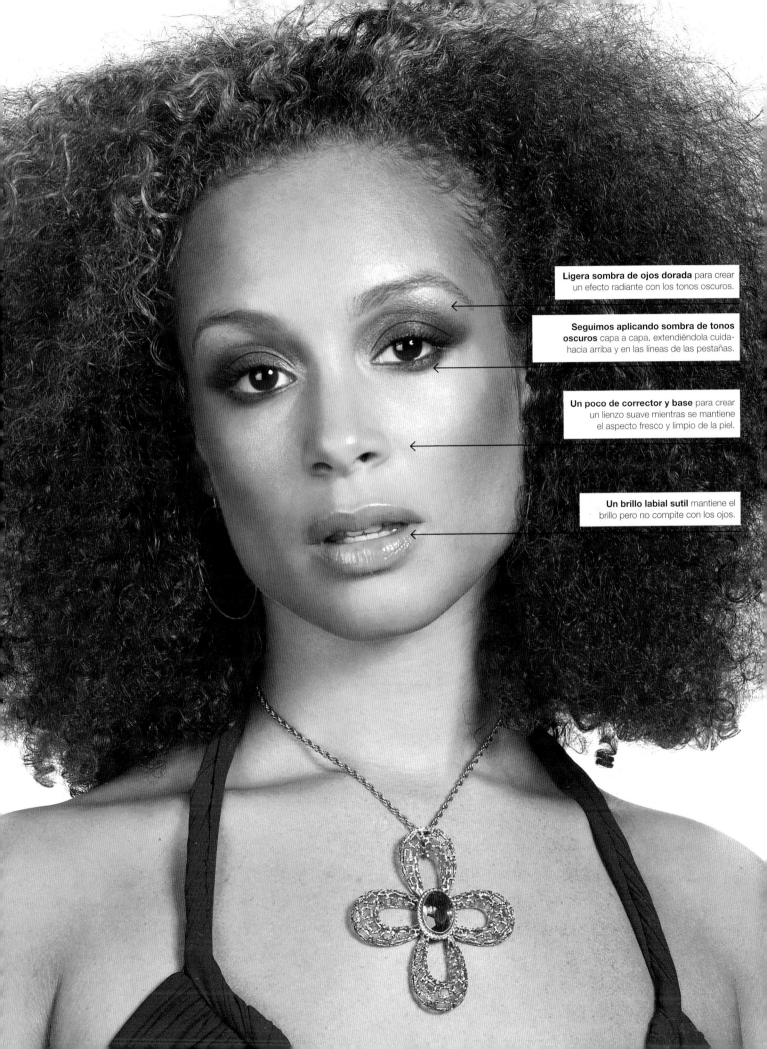

Ligera sombra de ojos dorada para crear un efecto radiante con los tonos oscuros.

Seguimos aplicando sombra de tonos oscuros capa a capa, extendiéndola cuida-hacia arriba y en las líneas de las pestañas.

Un poco de corrector y base para crear un lienzo suave mientras se mantiene el aspecto fresco y limpio de la piel.

Un brillo labial sutil mantiene el brillo pero no compite con los ojos.

treintañeras

peggy

Peggy me enseña la importancia del equilibrio entre mente y cuerpo, espíritu y alma. Es una acupunturista con increíble talento que no sólo me ayuda a recobrar la energía sino que también me ayuda a eliminar el estrés y la ansiedad. Me encantan sus acupunturas faciales, en las que aplica las agujas alrededor del rostro para hacer la piel saludable. Peggy siempre anda de aquí para allá, trabajando para un montón de famosos. Ésta fue su oportunidad de divertirse.

ANTES Los pómulos dignos de una escultura están ahí, listos para deslumbrar.

ROSTRO Aplicamos una base líquida con una esponja húmeda para crear un lienzo parejo y mate. Usamos puntillismo (el secreto de maquillaje que compartí contigo en el capítulo "El maquillaje fundamental") para eliminar las manchas oscuras, cubrir las zonas enrojecidas y disminuir las imperfecciones.

MEJILLAS Usamos un contorno oscuro en las hendiduras de las mejillas de Peggy y a lo largo de la línea de la mandíbula. Luego aplicamos un iluminador en la parte superior de las mejillas, la nariz y en la barbilla para iluminar las áreas que queríamos acentuar, y lo difuminamos bien y con suavidad. Esta técnica realzó sus bellos rasgos. Por último, aplicamos el rubor en un cálido tono rojizo para darle un toque de color.

OJOS Empezamos con un tono marrón claro como base para el párpado. Para acentuar la forma almendrada de sus ojos aplicamos una sombra más oscura, y la extendimos hacia arriba y hacia fuera. Por último aplicamos un iluminador rosado perlado en el arco superciliar.

LABIOS Un rojo atrevido lleva la imagen del rostro a otro nivel. Primero aplicamos un bálsamo ceroso sobre los labios suaves y exfoliados, y luego el delineador en un tono natural. También rellenamos con él los labios, para crear una base antes de aplicar el color labial. Por último aplicamos una gota de brillo rojo en la parte carnosa de los labios.

CABELLO Queríamos un cambio total, así que usamos extensiones de clip en un tono ligeramente más oscuro que el de su cabello. También las puedes aplicar con pegamento, que se elimina con el champú. Si es complicado, te recomiendo que hagas como Peggy: acude a un estilista profesional.

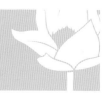

DESPUÉS Peggy me recuerda a Donna Summer con esos labios rojos carnosos y sensuales.

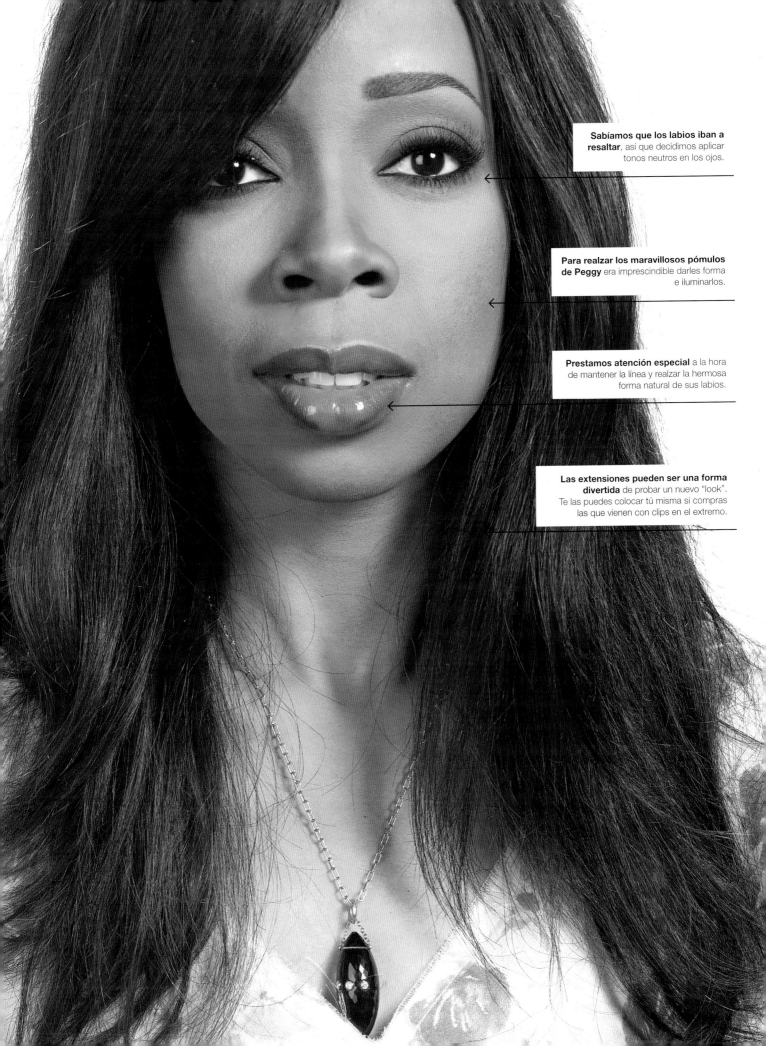

Sabíamos que los labios iban a resaltar, así que decidimos aplicar tonos neutros en los ojos.

Para realzar los maravillosos pómulos de Peggy era imprescindible darles forma e iluminarlos.

Prestamos atención especial a la hora de mantener la línea y realzar la hermosa forma natural de sus labios.

Las extensiones pueden ser una forma divertida de probar un nuevo "look". Te las puedes colocar tú misma si compras las que vienen con clips en el extremo.

los cuarenta

ernestina

Mi hermana Titi, escritora, es la fundadora del club de los optimistas. Puede convertir cualquier mala experiencia en algo beneficioso para sí y lograr que sea una lección reafirmante vital. Yo creo que fue puesta en este mundo para enseñar amor y compromiso. Y en cuanto a su belleza, no sólo luce fabulosa para estar en sus cuarenta, sino que es la verdadera imagen de cómo la belleza interior se proyecta en el exterior. Titi irradia energía positiva. La gente se siente atraída a ella. Cuando tienes tanta belleza interior y un corazón tan grande, sale hacia fuera y te hace lucir ¡in-cre-í-ble!

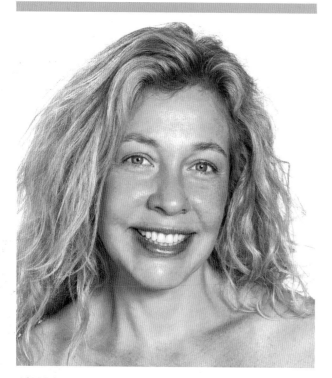

ANTES Sin una gota de maquillaje puedes ver que los ojos y la sonrisa son los mejores rasgos de mi hermana.

ROSTRO Titi no tiene mucha decoloración. Sólo necesita un corrector claro bajo los ojos.

MEJILLAS Aplicamos un rubor en polvo rosado en la parte superior de las mejillas para darle a Titi un bello toque de color y acentuar sus fabulosas mejillas y sus pómulos prominentes.

OJOS Este maquillaje oscuro es una versión ligera y sofisticada del maquillaje de Delka. Aplicamos un tono cobrizo, en lugar del gris que usamos con Delka, para iluminar y resaltar el azul brillante de los ojos de Titi, convirtiéndolos en el foco principal de la cara. Aplicamos una base rosa perlada y lo difuminamos con un pincel extendiendo el color hacia el arco superciliar. Con un pincel similar aplicamos una sombra bronceada en las líneas superior e inferior de las pestañas. En el párpado, extendimos la sombra hacia arriba y la difuminamos hacia el pliegue del párpado.

LABIOS El complemento ideal para las mejillas de Titi sin llegar a competir con los ojos es un brillo intenso de color frambuesa.

CABELLO El cabello natural de Titi es de ondulado a rizado. El cabello liso combina muy bien con este estilo sensual, así que si tienes el cabello como el de Titi, empieza aplicando un bálsamo alisador en el cabello húmedo, para protegerlo del calor (y asegurarte de que no se abra), y luego alísalo con el secador sección por sección con un cepillo redondo. Para sellar las cutículas y dar brillo, aplica unas gotas de suero suavizante.

DESPUÉS Con este "look" deslumbrante y sexy, Titi está lista para la alfombra roja y sus fotógrafos.

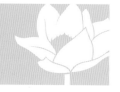

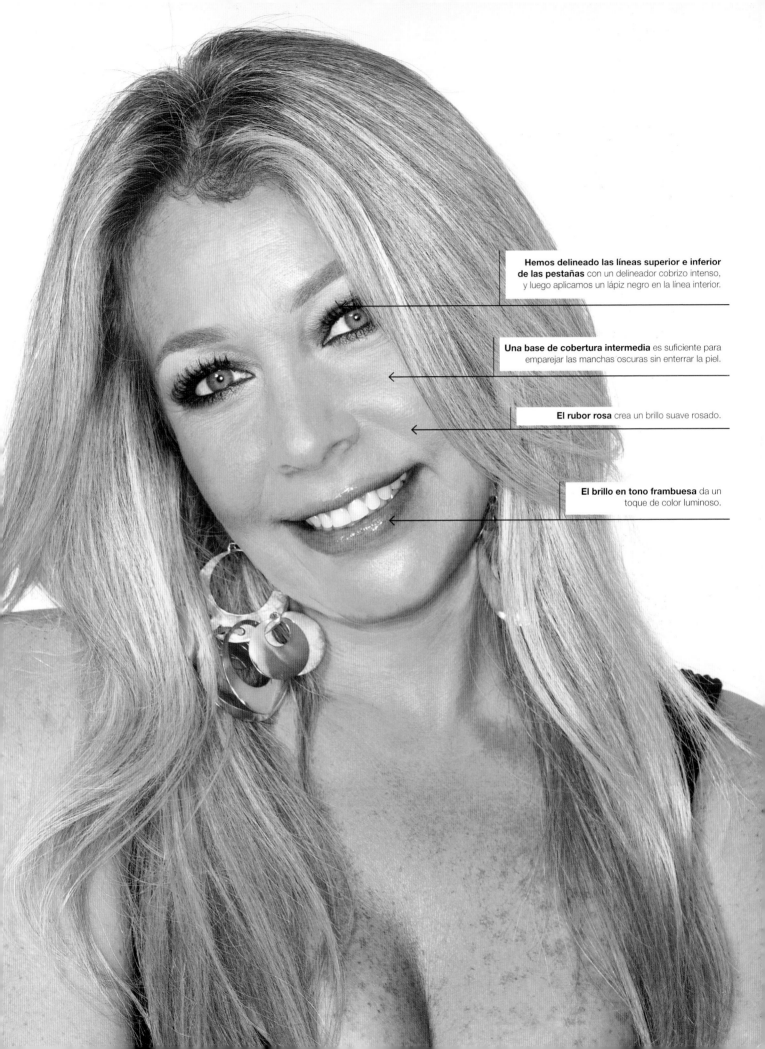

Hemos delineado las líneas superior e inferior de las pestañas con un delineador cobrizo intenso, y luego aplicamos un lápiz negro en la línea interior.

Una base de cobertura intermedia es suficiente para emparejar las manchas oscuras sin enterrar la piel.

El rubor rosa crea un brillo suave rosado.

El brillo en tono frambuesa da un toque de color luminoso.

los cincuenta

patricia

Patricia es una diosa india en el cuerpo de una mujer italiana. En la ciudad de Nueva York, donde todo el mundo parece vestir de negro, Patricia aparece de repente con sus saris naranjas, morados y verdes, y su hermoso brillantito en la nariz. Patricia, instructora de yoga, me enseñó a respirar y a enviar oxígeno a cada célula de mi cuerpo, usando una técnica y un sistema de creencias que ella no sólo enseña sino que lo vive. Patricia me da paz y tranquilidad. Además de ayudar a su numerosa clientela, Patricia enseña yoga a preescolares en Coney Island. Se da entera a los demás y ha cambiado mi vida de muchas maneras. Ya era hora de que alguien le diera algo a ella.

ANTES El amor de Patricia por la vida y las actividades al aire libre es evidente, y queríamos asegurarnos de que su cambio de imagen realzara su brillo interior.

ROSTRO Hemos aplicado la base con una esponja húmeda en la piel hidratada, sobre todo en la zona de los ojos, para asegurarnos de que ocultamos las ojeras. Luego aplicamos una crema para los ojos antes del corrector iluminador. Esta crema también garantiza que la piel queda suave.

MEJILLAS Aplicamos bronceador pero no rubor, con una brocha grande en las mejillas, la barbilla, las sienes y la frente, y acabamos con un toque ligero en la nariz para imitar el color que deja el sol de forma natural.

OJOS Para realzar los ojos, hemos aplicado un delineador negro en la línea superior de las pestañas y lo hemos extendido hacia arriba. Rizamos las pestañas naturales con el rizador y luego colocamos unas secciones de pestañas postizas para dar un efecto coqueto. Por último, aplicamos una capa ligera de rímel negro para "mezclar" las pestañas naturales y las postizas.

LABIOS Aplicamos un delineador de un tono natural para darle definición a los labios. Aplicamos también un brillo rosado pálido para dar un toque de brillo y color.

CABELLO La melena larga y densa de Patricia es su seña personal. Suavizamos su cabello con una plancha alisadora. Al peinarlo hacia un lado creamos un "look" fresco.

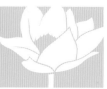

DESPUÉS Patricia es el ejemplo perfecto de cómo un bronceador le sienta bien, no sólo a las veinteañeras.

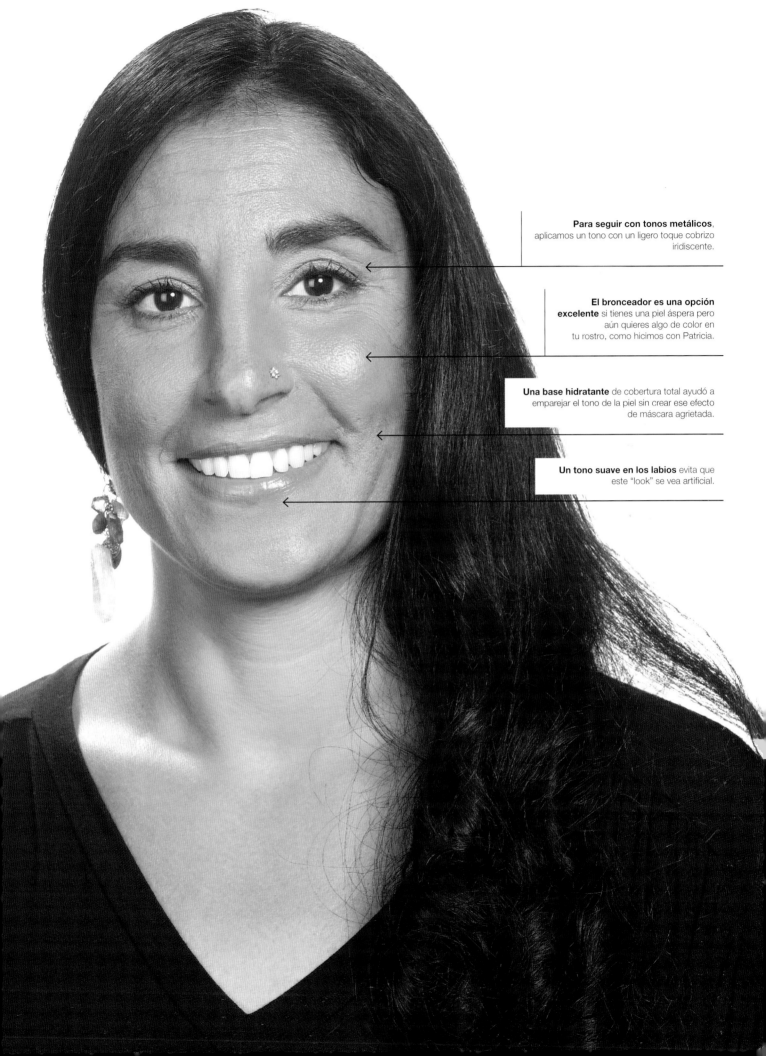

Para seguir con tonos metálicos, aplicamos un tono con un ligero toque cobrizo iridiscente.

El bronceador es una opción excelente si tienes una piel áspera pero aún quieres algo de color en tu rostro, como hicimos con Patricia.

Una base hidratante de cobertura total ayudó a emparejar el tono de la piel sin crear ese efecto de máscara agrietada.

Un tono suave en los labios evita que este "look" se vea artificial.

los sesenta y más...

yolanda

La persona que primero se me vino a la cabeza cuando quería representar la belleza en las mujeres de sesenta años y más fue mi madre. Yo la llamo "el conejito de energía mexicano". Irradia salud y felicidad. Se puso muy contenta de participar en este libro, y para mí es un honor tenerla. Es el viento en mis alas, y no estaría donde estoy hoy, escribiendo este libro, de no ser por su valentía y energía. Ella me enseñó a tener confianza en mí misma, a creer en mis sueños y a nunca tener miedo de expresarme por muy difícil que fuera la situación. Ella es la persona que me empuja hacia arriba, hasta los cuernos de la luna.

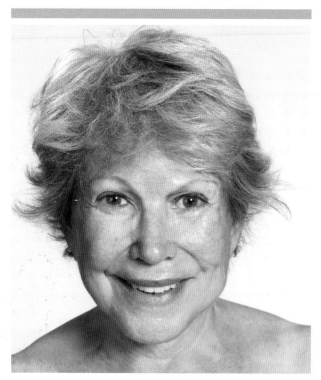

ANTES ¡Mami luce genial para su edad! Tiene un espíritu curioso y juvenil y una mente viva que la mantiene fresca. Su imagen debe reflejar todo esto.

ROSTRO Hemos aplicado una base en crema para suavizar la superficie de la piel y ocultar las zonas enrojecidas y las venitas violáceas. Aplicamos crema para los ojos y luego un corrector bajo de los ojos. Luego aplicamos un polvo translúcido ligero, porque un rostro seco puede hacer que el maquillaje se vea agrietado.

MEJILLAS Aplicamos un rubor suave cálido en los pómulos para realzar su sonrisa y polvo moldeador en mandíbula, mejillas y sienes, para dar un efecto sonriente.

OJOS Con un lápiz delineador hemos definido la forma básica de las cejas y luego las rellenamos con polvo y, para sellarlas, aplicamos el gel. Aplicamos una base con un tono neutro un iluminador. Elegimos un tono marrón castaño para el párpado y a lo largo de las líneas de las pestañas para dar forma. Las pestañas postizas ayudaron a rellenar las pestañas naturales. Le dimos una capa de rímel, ¡y lista!

LABIOS Para definir los labios de mami usamos un lápiz labial cremoso en tono arándano rojo y un delineador del mismo tono, ayudando a disminuir cualquier expansión del color labial en las líneas finas.

CABELLO Como puedes comprobar, he heredado la cara redonda de mi madre. El cabello corto con volumen en la coronilla estiliza la cara y adelgaza las mejillas. Le humedecimos el cabello a mamá y luego lo secamos con el secador y un cepillo de cilindro fino. También puedes aplicar un spray en las raíces para añadir volumen, y una pomada suavizante para evitar que se abra o esponje. Las capas a los lados le sientan muy bien a la mayoría de las mujeres.

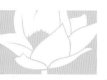

DESPUÉS ¡Lista para salir, atraer todas las miradas y comerse el mundo!

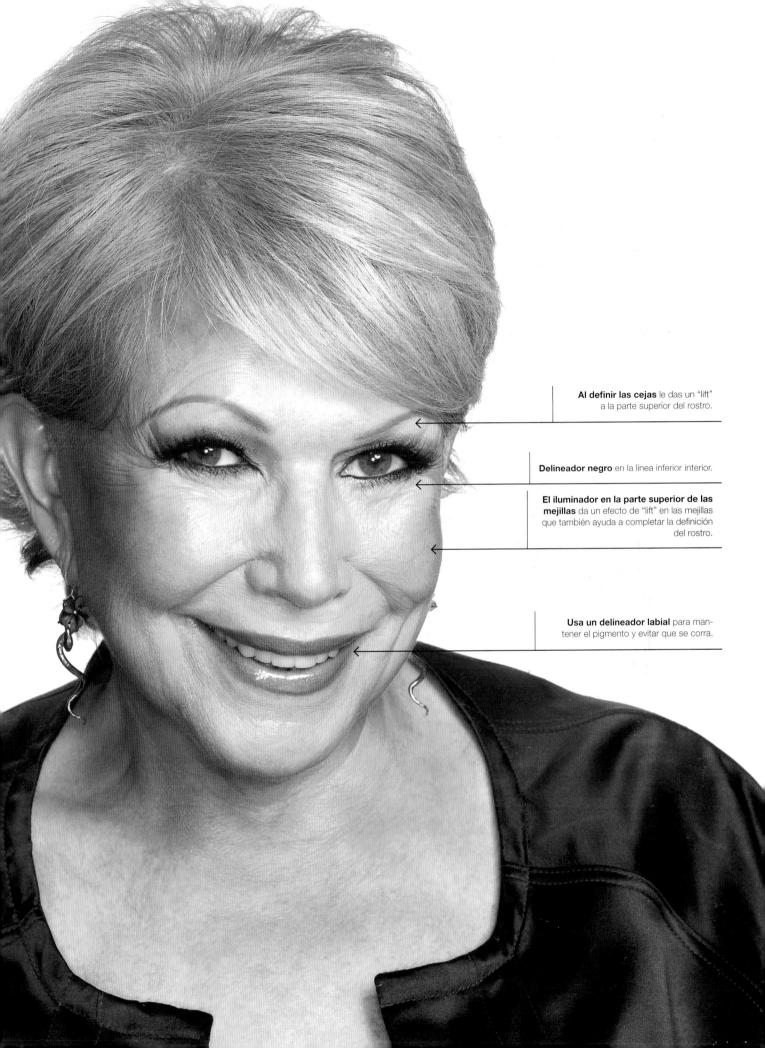

Al definir las cejas le das un "lift" a la parte superior del rostro.

Delineador negro en la línea inferior interior.

El iluminador en la parte superior de las mejillas da un efecto de "lift" en las mejillas que también ayuda a completar la definición del rostro.

Usa un delineador labial para mantener el pigmento y evitar que se corra.

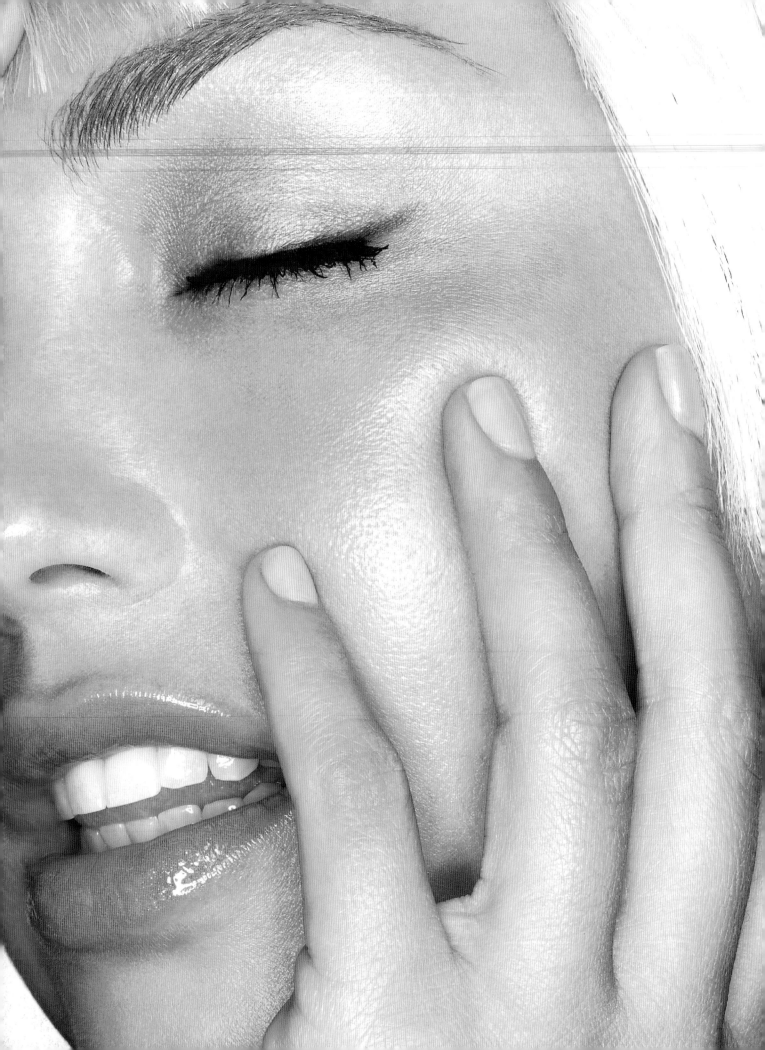

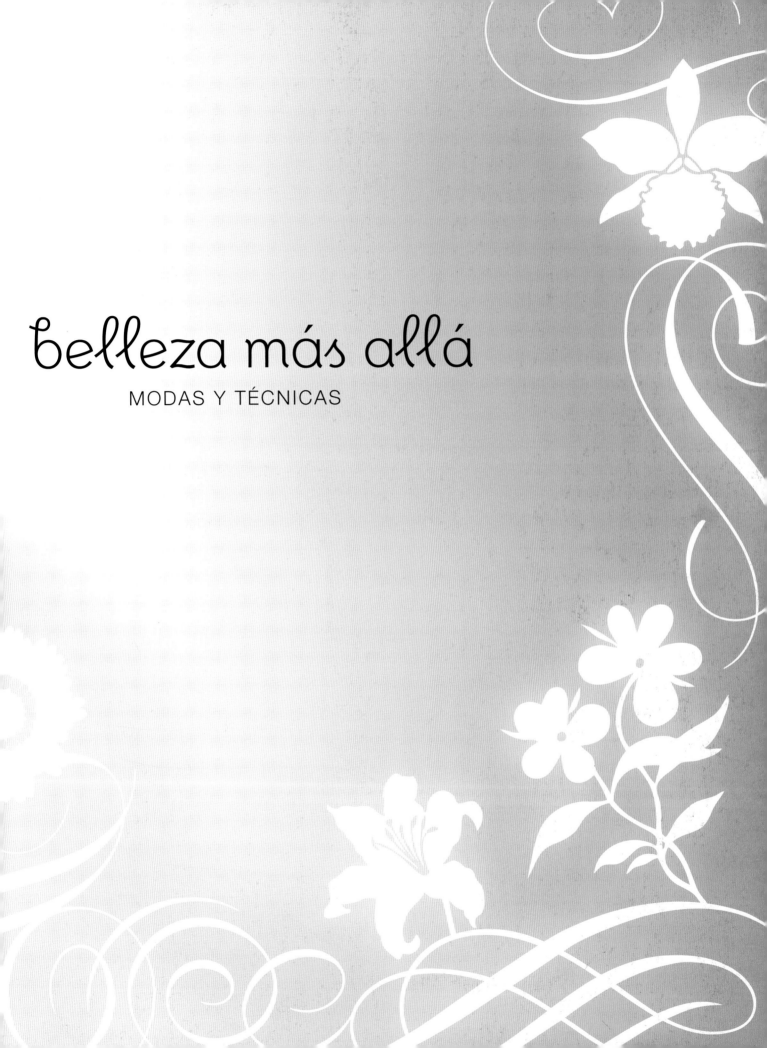

belleza más allá

MODAS Y TÉCNICAS

Escúchenme bien, señoras: Como mujer que ha usado

técnicas de belleza de vanguardia sin tener que pasar por el quirófano, estoy aquí para decirles que no es necesario acudir a un cirujano plástico. Hay toneladas de técnicas nuevas que logran resultados increíbles. Desde pestañas postizas hasta tratamientos láser, yo lo he probado todo. Uno de mis momentos favoritos como famosa es cuando veo a un seguidor que me dice que estoy igual que cuando rodé *María la del barrio*, una de mis primeras telenovelas. Entonces sé que todas las Happy Meals de McDonald's que no como (¡pero que adoro!) y todos los mojitos que no bebo (bueno, soy humana, así que de vez en cuando me dejo llevar) y todos los tratamientos de belleza que he probado han tenido resultado.

En este capítulo repasaré todas esas técnicas de belleza de vanguardia, que siempre te han llamado la atención pero nunca te has atrevido a preguntar. Antes de seguir adelante, sin embargo, déjame decirte que si quieres probar alguna de estas técnicas, es imprescindible que antes investigues bien sobre el procedimiento que quieres hacerte y que te informes bien del doctor que te lo va a administrar. Encontrar un buen doctor es más difícil que encontrar la información. Intenta encontrar a mujeres que se hicieron el tratamiento y pregúntales cómo fueron sus experiencias. Visita al doctor para hacer una consulta. La consulta debe ser gratis: ningún doctor que se precie te cobraría por algo que es su deber profesional. Si no irías a un peluquero sin la recomendación previa de tus mejores amigas, ni siquiera se te ocurra dejar que un extraño ponga productos químicos en tu cara sin la misma garantía.

Y recuerda, yo recomiendo que te intereses por los procedimientos de belleza con curiosidad y sentido de la aventura, pero también con respeto y confiando en tus propios instintos para sentirte cómoda. Es divertido leer sobre las últimas tendencias en procedimientos de belleza, pero hay millones de productos a la mano que pueden ayudarte a sentirte y verte mejor por menos dinero.

tratamiento rejuvenecedor body thermage

En este procedimiento, el doctor usa ondas de frecuencia de radio para estimular la producción de colágeno y reafirmar los tejidos flácidos. Durante este procedimiento, que lleva algunas horas, se aplica en la zona a tratar un agente tópico anestésico, y sientes de inmediato calor y luego frío. Este proceso se usó en un principio para ayudar a estirar la zona del cuello y las articulaciones. Los médicos han empezado a aplicarlo recientemente en otras partes del cuerpo, y el procedimiento se conoce ahora como una abdominoplastia no invasiva, que ayuda a estirar las panzas con estrías y piel flácida. Este tratamiento estira y moldea el abdomen porque estimula la producción de colágeno en las capas más profundas de la piel. Los resultados no serán tan eficaces como los de una abdominoplastia quirúrgica, y no elimina las estrías por completo, pero duran de tres a cinco años. Cuesta de $1,200 a $2,500, dependiendo del área que deseas tratar.

tratamiento rejuvenecedor body titan

El tratamiento Body Titan también estira la piel y aumenta la producción de colágeno. Aplica rayos infrarrojos para estimular la producción de colágeno, lo que estira la piel. Se considera menos doloroso, pero requiere de tres a cinco tratamientos. El precio varía de $700 a $2,000 por tratamiento.

botox

Es hoy en día el procedimiento cosmético más popular en los Estados Unidos, pero sólo se ha aprobado su uso en la frente. El médico inyecta un relajante muscular en los músculos de la frente. No se pueden contraer como normalmente lo hacen cuando sientes sorpresa o asombro. Ya que los músculos debajo de la piel no se mueven, la capa exterior de la piel se suaviza, haciendo que las cejas parezcan levantadas y tú mucho más, digamos, serena. Algunos dermatólogos juran que aplicar las inyecciones normales de Botox cada cuatro o seis meses puede evitar que se formen arrugas profundas, que es la razón por la que las mujeres en sus treinta van corriendo en masa a sus "Fiestas Botox". Sin embargo, Botox ha sido

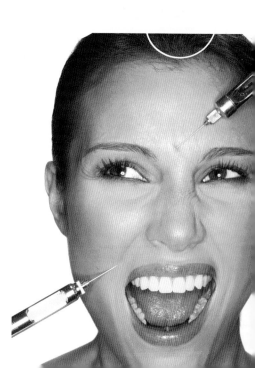

probado en estudios durante un período de sólo nueve meses, que no es mucho tiempo. Además, si un doctor inyecta el Botox en el lugar equivocado, o si la toxina se filtra a otras zonas de la piel, puede que sientas los ojos caídos. El Botox se desvanece en un período de cuatro a seis meses, lo que sugiere que no hay riesgo de que se produzca una deformación permanente. Si ves que tienes que ir más a menudo, deberías acudir a otro dermatólogo. Puede que el anterior haya usado una forma diluida de Botox. Si pagas menos del precio normal (aproximadamente $300 por cada zona a tratar) también debes sospechar.

▚▚ ¡SECRETO DE LAS FAMOSAS! ▚▚▚▚▚▚

Antes de que existiera el Botox, existía la cinta adhesiva: Beatriz Sheridan, mi amada directora con la que trabajé cuando rodaba telenovelas, solía ponerme un trozo de cinta adhesiva en la frente, justo entre las cejas. Cada vez que fruncía el ceño la sentía. Esto "literalmente" me enseñó a no fruncir el ceño y causar así arrugas en la frente. Y es mucho más barato y da menos miedo que una jeringuilla.

la microdermabrasión
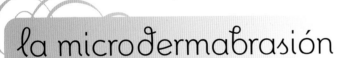

Es un raspado de alta tecnología de la capa exterior de la piel para sacar a relucir la piel nueva. Los cristales de óxido de aluminio se rocían en la piel para eliminar las células muertas. Una vez me hice la microdermabrasión para ayudar a eliminar las marcas del acné. Las mujeres latinas tienen que tener un cuidado especial: puede crear exceso de pigmentación (es decir, manchas oscuras) en la piel. Para mí fue genial. Una serie de cuatro a seis sesiones es un tratamiento normal. Cada sesión cuesta $150 o más.

endermología

Los tratamientos de endermología aspiran la piel (pero nunca llegan a penetrar en la superficie) para eliminar la celulitis. La celulitis aparece cuando las células de grasa quedan atrapadas en el tejido conector debajo de la piel, causando esas hendiduras en la superficie. Durante el tratamiento, te pones un enterizo o una malla que

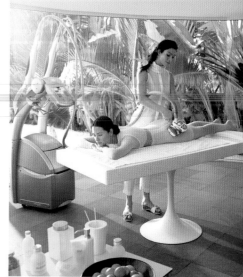

te protege cuando la máquina succiona la piel, estimulando la fluidez para ayudar a disminuir la aparición de celulitis. Con la endermología, la celulitis desaparece siempre que sigas aplicando el tratamiento de forma regular. La endermología también puede eliminar algunas pulgadas de tu cuerpo, pero no tanto que puedas comer arroz y frijoles sin parar. Nadie ha inventado una máquina que lo permita. Siempre tienes que cuidarte.

Yo paso por fases de endermología de forma regular. De hecho compré mi propia máquina para poder hacerlo en casa, porque yo, como la mayoría de las mujeres, odio esa piel "de naranja" que nunca desaparece por mucha dieta y ejercicio que hagas. La endermología cuesta de $80 a $100 por sesión. Necesitarás al menos catorce sesiones dos veces a la semana para ver resultados que duren meses, pero no son permanentes.

tratamiento fotofacial

Este tratamiento normalmente aplica una luz láser caliente para ayudar a combatir las zonas enrojecidas, disminuir la apariencia de poros dilatados, eliminar los capilares rotos y estirar la piel en general. El técnico o el dermatólogo aplica una capa gruesa de gel en el rostro y con la intensidad de luz apropiada a tu tono de piel y tus necesidades, y luego apunta el láser a la superficie de la piel. El tratamiento fotofacial también estimula la producción de colágeno. El efecto debe durar mientras cuides religiosamente la piel y cubras las zonas tratadas con protector solar. Debes esperar de tres a cuatro meses entre tratamientos. Cuesta aproximadamente $200 por tratamiento.

tratamiento gentle waves

Gentle Waves usa paneles de luz de baja energía para aplicar un tratamiento que dura cuarenta y cinco minutos. Se piensa que los pulsos de la luz ayudan a retrasar el proceso de envejecimiento al estimular la producción de colágeno. También reduce la inflamación y ayuda a emparejar el tono de la piel. Se suelen combinar con otros tratamientos, como una microdermabrasión suave o una exfoliación química. Cuando se combinan, se llama una tríada de tratamientos. Sólo un tratamiento Gentle Waves puede costar $100 o más, y se realizan normalmente dos veces al mes.

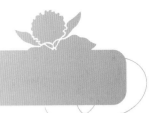

inyecciones antiarrugas

¡Saca las jeringuillas! Las inyecciones para rellenar las arrugas lo rellenan todo, desde los labios y las manos hasta las hendiduras de los ojos. La mayoría, aunque no todas, están hechas de colágeno. Hoy en día hay una gran variedad en el mercado, cada una de ellas con sutiles diferencias y cada una con su nombre comercial. Voy a mencionar algunas de las más populares.

Restylane y Cosmoderm rellenan provisionalmente las líneas alrededor de la boca (llamadas pliegues naso-labiales). También se pueden usar para rellenar las hendiduras de los ojos y (el uso más famoso) para rellenar los labios. Los resultados duran unos meses. Sculptra y Radiesse son dos nuevos productos cuyos resultados, según los fabricantes, duran años. Sculptra también parece ayudar a estimular la producción de colágeno.

Algunos de estos tratamientos usan ácido hialurónico, una sustancia que la piel produce de forma natural. Tiene unas propiedades hidratantes fabulosas y se usa como ingrediente en muchas cremas caras. También es el ingrediente principal en Restylane, Hylaform, Juvéderm y Captique. Hidratan y rellenan sin efectos adversos, y también ayudan a atenuar las ojeras. Restylane dura aproximadamente seis meses y se usa para arrugas de moderadas a profundas. Cada inyección cuesta $550. Hylaform no dura tanto como Restylane, pero cuesta lo mismo. ¿La ventaja? Provoca menos hinchazón después de la inyección, que lo hace más conveniente.

Muchos dermatólogos ofrecen inyecciones en sus oficinas, y cada vez más spas ofrecen también el tratamiento. En un spa, la inyección te la administra un esteticista en vez de un doctor. Asegúrate de que averigües el grado de experiencia de esa persona antes de dejar que te ponga una inyección. Y recuerda: ninguno de estos tratamientos es permanente, y todos provocan niveles diferentes de malestar. Tú eres, después de todo, a la que le están metiendo una aguja en la cara.

tratamientos láser

Los tratamientos láser son unas de las armas dermatológicas más nuevas del mercado, y cada día sale un nuevo tratamiento. Los tratamientos láser que afectan la superficie de la piel ("resurfacing" o "ablative lasers") combaten las manchas oscuras, las decoloraciones, los poros dilatados y los capilares rotos. Usan rayos infrarrojos para estimular la producción de colágeno en las capas más profundas de la piel. Una de las opciones nuevas populares es Fraxel. Este proceso con láser crea heridas diminutas en las capas exteriores de la piel. A

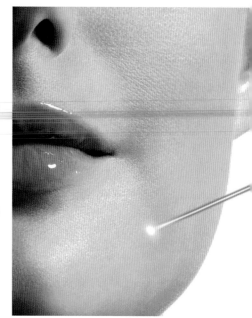

medida que la piel se repara y produce colágeno, desaparecen las manchas oscuras y la decoloración y mejora la textura, la firmeza y la elasticidad. Este tratamiento no provoca manchas rojas ni burbujas, como sí lo hacían los antiguos tratamientos láser o las dermabrasiones, pero parecerá que te has quemado por el sol. Dile a tus compañeros de trabajo que te fuiste el fin de semana a Miami. Espera unas semanas, ¡y se maravillarán de lo radiante que te dejó el cutis ese fin de semana! Necesitas hasta seis tratamientos en un período de ocho a doce semanas, depende de cuánto trabajo necesitas. Cuesta de $500 a $1,000 por tratamiento.

extensiones de pestañas

Las pestañas postizas individuales literalmente se unen a tus pestañas en este procedimiento, pegándolas una a una con un agente adhesivo, y duran hasta dos meses. Lleva bastante tiempo (unas dos horas) y puede ser caro: desde $300 a $500 en un spa o salón de buena reputación. El proceso no es doloroso pero sí puede ser incómodo. Las pestañas postizas empiezan a caerse con el tiempo, y algunos sitios que ofrecen el tratamiento también ofrecen servicios de mantenimiento para mantenerlas tan frescas como sea posible. Las extensiones de pestañas deben durar hasta cuatro semanas. En cuanto a mantenerlas, no te las puedes mojar hasta dos días después del proceso, y debes olvidarte de los desmaquilladores con grasa cueste lo que cueste. Pero, una vez que tienes las extensiones, puedes también olvidarte de tu rizador de pestañas y tu rímel, porque tus nuevas, sensuales y coquetas pestañas no necesitarán ninguno de los dos.

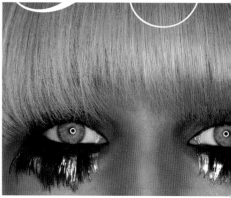

dermabrasión

Los ácidos tricloroacéticos (TCA), glicólicos, salicílicos y lácticos son diferentes tipos de ácidos usados en las dermabrasiones para exfoliar la piel. Durante un dermabrasión, una solución química levanta la capa más externa de la piel, destruyendo las células dañadas. A medida que las células viejas se eliminan empezarás a pelar la piel como una serpiente durante una semana. La dermabrasión atenúa las manchas oscuras y estira la textura de la piel. Si quieres una exfoliación química, hazte una bajo la supervisión de un doctor: si la solución química se deja en la piel demasiado tiempo, podría dejar cicatrices. Se recomienda una serie de tres a seis. Las dermabrasiones con ácido glicólico o salicílico cuentan de $100 a $200. Las dermabrasiones con TCA cuestan alrededor de $250, dependiendo de la cantidad de ácido en la fórmula.

podología

Yo probé este procedimiento por primera vez en Venezuela, y aún no lo he visto en Estados Unidos. La podología es un tratamiento de pedicura en el que para eliminar los callos y otras asperezas usan una máquina pulidora que parece recién salida de la sección de pisos del Home Depot. No te miento cuando te digo que te deja los pies tan suaves como los de un bebé, ¡increíblemente hermosos! Creo que, si suficientes mujeres latinas empiezan a pedirlo, algún spa en los Estados Unidos empezará a ofrecer el procedimiento. ¡Pídelo!

epilación con hilo

La epilación con hilo o "threading" elimina el vello no deseado al recogerlo con un hilo de algodón doble que la esteticista rueda rápidamente por tu piel. Es famoso por su precisión: elimina el vello en un trazo afilado como una cuchilla. Este tipo de epilación elimina el vello desde la raíz al igual que la cera, pero sin la incomodidad de tener que sentir la cera caliente en la cara. El nivel de dolor es más o menos como el de la cera o las pinzas. Algunas mujeres lo usan en todo el rostro, pero su uso más popular es en las cejas: te las deja dignas de una estrella de Hollywood. Puesto que el vello se elimina desde la raíz, debes hacer la epilación con hilo con la misma frecuencia con la que haces la depilación con cera o con pinzas. La epilación con hilo es muy accesible: cuesta de $5 a $15 por tratamiento. Este es uno de esos paseos sin riesgo en el lado salvaje de la belleza.

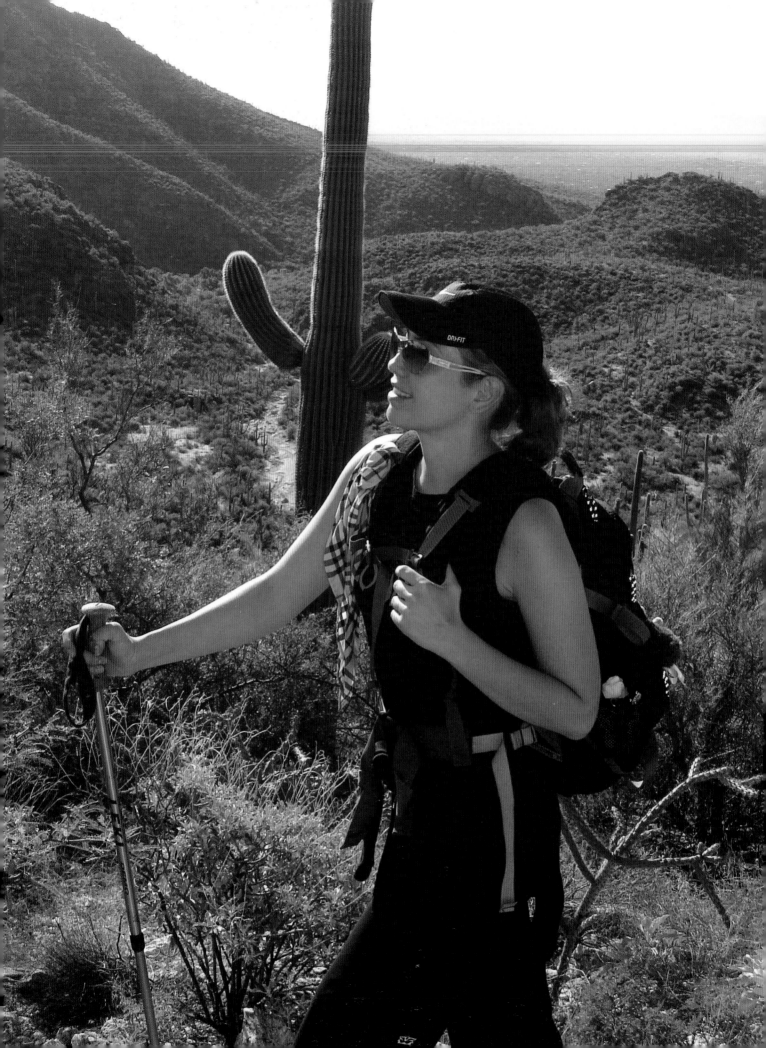

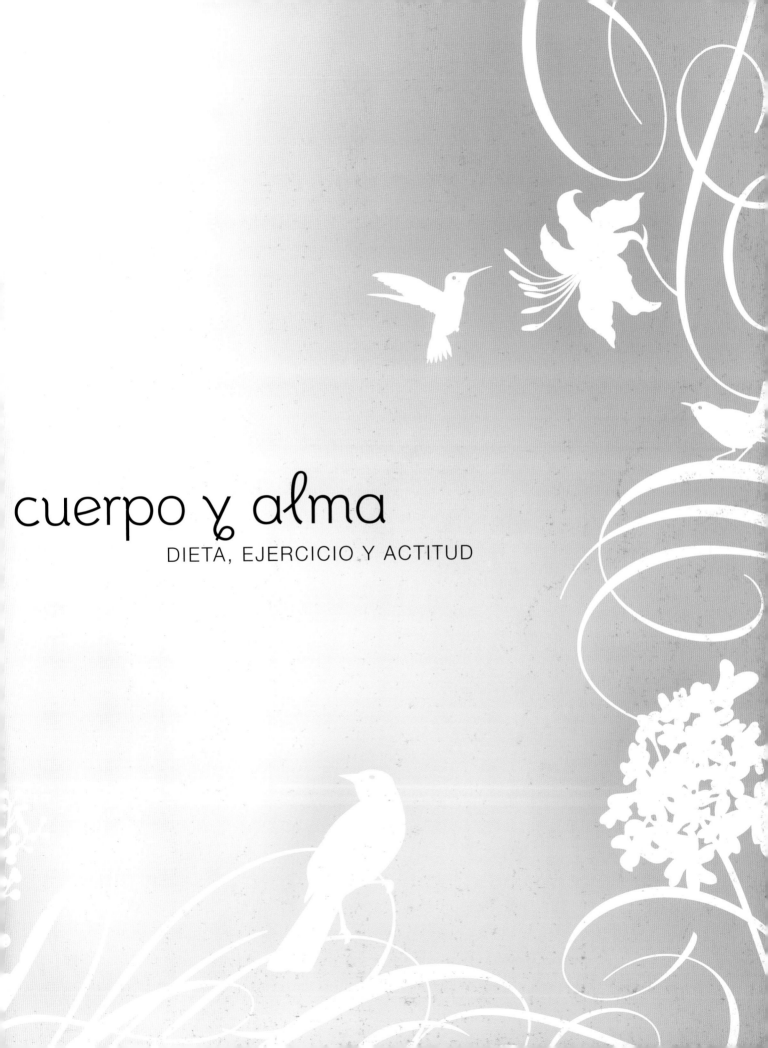

cuerpo y alma

DIETA, EJERCICIO Y ACTITUD

¡Atrévete! No hay una expresión que describa mejor

la sensación de energía, audacia y valentía que conlleva esta orden. Esta palabra captura el espíritu de este libro al completo. Somos (todas y cada una de nosotras) bellas, sexy y auténticas. Es simplemente cuestión de encontrar la forma de expresar esos aspectos de nuestra personalidad, y liberarnos de las barreras mentales que pueden inhibir nuestras mejores cualidades. Si puedes imaginar que tu vida es una casa, entonces puedes imaginar este momento en tu vida como la oportunidad de renovarla, para que se refleje afuera la persona que llevas dentro.

Yo tengo una vida espiritual muy activa, y me influencia a muchos niveles. Creo que todos tenemos una relación muy personal con Dios. Ya seas judío, cristiano, musulmán o le reces todos los días a la madre tierra o al sol, tienes que hacer lo que te aporte tranquilidad en el alma y el espíritu.

En este capítulo voy a compartir contigo esta parte muy personal de mí misma, hablando de las varias creencias que me inspiran y me guían en mi vida diaria. Esta sección del libro es el corazón de todo el proyecto. Abarca la importancia de una actitud mental positiva cuando se trata de lidiar con el estrés diario, ejercicios simples de respiración, mis ejercicios de yoga y cómo lo que comes afecta a lo que ves en el espejo.

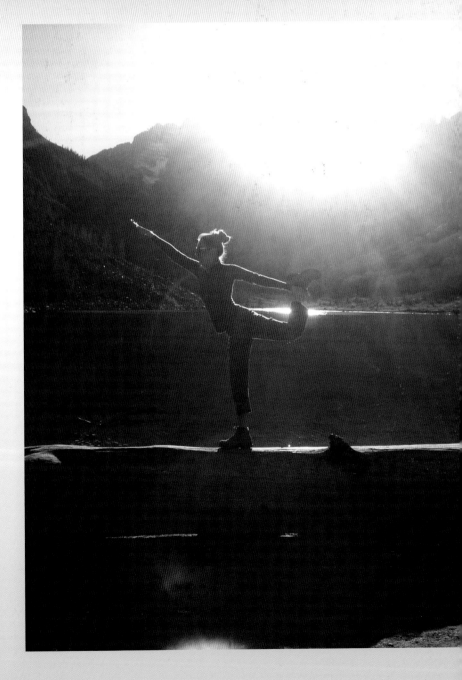

auras, actitud y evaluación

Si hay algo totalmente cierto respecto a las mujeres latinas, es que tenemos una actitud mental muy positiva en la vida… y tendencia a lo dramático. Dejando a un lado las tendencias al melodrama y el amor por las telenovelas, si no tuviéramos esa actitud positiva tanto nosotras como las mujeres que nos precedieron, nunca habríamos tenido el coraje necesario para cambiar nuestras vidas por completo. Nunca habríamos creído que nuestras vidas eran nuestras y que podemos dirigirlas.

Yo intento rodearme de gente positiva. Creo que la gente tiene campos de energía, y que esos campos son positivos o negativos. Este campo de energía es el aura, y todos tenemos un aura única. Las auras son invisibles, pero puedes sentir el aura de la persona observándola: su estado de ánimo, su postura ante la vida y las vibraciones que envía en general. Puedes sentir si estás con una persona con un aura optimista y una actitud mental positiva. Cuando estás con esa persona te sientes más enérgica, inspirada y te lo pasas bien. Y lo mismo con una persona negativa: si pasas tiempo con esa persona te sentirás vacía y desganada, incluso si no has hecho nada particularmente agotador o difícil.

Pero no me malinterpretes: yo también tengo mis días malos. Todos los tenemos. No todo el mundo tiene el campo de energía radiante y luminoso todo el tiempo. Así que no juzgo a las personas ni las rechazo inmediatamente porque puede que tengan un mal día, y creo que nadie debería hacerlo. Como persona pública soy consciente de que, no importa lo que haga, siempre va a haber gente que me critique o se queje de mí. En situaciones de estrés uso mis técnicas de respiración y mis oraciones para ayudarme a mantenerme centrada y tranquila. Cuando estoy estresada me gusta hacer cosas diferentes. Me gusta ir a las tiendas y ver a los niños radiantes de placer y la curiosidad por las cosas que los rodean. O voy a una tienda de animales y veo los cachorritos y las reacciones que tienen ante los humanos. O, como mencioné antes, me gusta ir a las tiendas de productos de belleza o hacer una parada

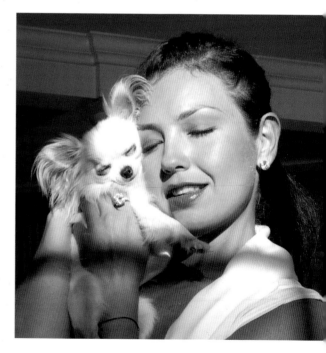

en Sephora. Siempre me entra curiosidad por los últimos productos en el mercado, y cuando estoy en la tienda, empiezo a pensar en lo que se me antojaría probar, qué les atrae a otras mujeres y cómo hacerte más bella por fuera te puede hace sentir mucho mejor por dentro.

Otra cosa que he hecho varias veces a lo largo de mi carrera es devolver parte de lo que tengo a la comunidad. Igual que me ves en galas de premios, inauguraciones de películas y conciertos, también me verás en actos caritativos y formando parte de actividades de servicio público. Mis servicios caritativos preferidos son Robin Hood Foundation y March of Dimes. Hago apariciones periódicamente con tantos como puedo, y los incluyo cuando lanzo proyectos nuevos. Ayudar a los demás me hace aprender cosas nuevas y apreciar un mundo nuevo. Le da otro significado a mi vida. Cuando ayudo a los demás me olvido de mis problemas. Salir y prestarte voluntario le hace saber a otras personas que existe ayuda y que no están solos. Tengo pasión por March of Dimes porque ayuda a los niños, esas personitas que no tienen voz en nuestra sociedad. Ayudar a los demás te da un propósito en la vida. Te hace sentir productiva y bien con tu vida y contigo misma.

Uno de los ejercicios que hago me ayuda a comprenderme mejor y sólo requiere un lápiz, un papel y la fuerza de voluntad para mirar dentro de ti con amor y sin juzgarte. Dibuja tres columnas en el papel. En una escribe "Lo que me gusta", en la segunda "Lo que voy a cambiar" y, en la tercera, "Lo que voy a rescatar". En la primera columna escribo todo lo que me gusta de mí misma (mi felicidad, mi creatividad, mi honestidad); en la segunda, las cosas que quiero cambiar (mi impaciencia, mi carácter explosivo, mis patrones de comportamiento que no me ayudan más) y, en la tercera, esa parte de mí que quiero revivir (la niña aventurera, mi curiosidad por las ideas nuevas y mi capacidad de sorpresa).

Leo todas las columnas para comprenderme mejor, pero intento enfocarme seriamente en los elementos de la segunda. Con cada aspecto de mí misma que deseo cambiar entro en mi mente y analizo lo que provoca esas características. Luego intento cambiarlas de forma activa.

Creo que el ser feliz o infeliz es una decisión que tomamos varias veces al día. Así que yo tomo esas decisiones y elijo ser feliz. *Elijo* convertirme en una persona mejor. Y también elijo las cosas buenas que hay en mí.

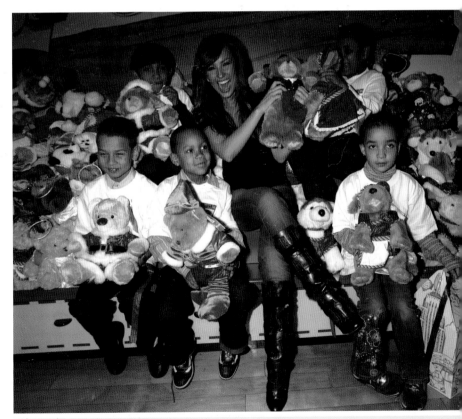

Cada vez que visito a los niños de la Liga de Atletismo de la Policía nos lo pasamos de maravilla. Aquí estoy con ellos en "Construye un oso", justo antes de las fiestas.

ejercicios de respiración

Cuando por fin aprendí a respirar como es debido ya era una mujer adulta. Me enseñó mi maravillosa instructora de yoga, Patricia. Respirar es un instinto, algo que hacemos sin pensar y que necesitamos para sobrevivir. Pero, ¿quieres sobrevivir, o quieres vivir plenamente? Para vivir plenamente, tienes que aprender a respirar bien, tomando el aire conscientemente y comprendiendo cómo al respirar llevas oxígeno a cada célula de tu cuerpo. El oxígeno es vida en sí mismo, es energía y está en todas partes. Para empezar debes respirar lenta y profundamente, usando los pulmones y expandiendo el estómago, no el tórax.

El siguiente ejercicio de respiración te ayudará a calmarte y te dará una sensación de serenidad en medio de todas las tareas diarias. Pruébalo cuando estés estresada, cuando no puedas dormir, cuando estés en el elevador después de un día duro de trabajo... cada vez que necesites volver a equilibrar tu energía y sentirte tranquila.

Aspira por la nariz tan profundamente como puedas y cuenta hasta cinco. Imagínate los pulmones llenándose de aire hasta su capacidad máxima. Para respirar profundamente debes expandir el abdomen.

Aguanta la respiración mientras cuentas de nuevo hasta cinco.

Expira por la boca soltando todo el aire que tienes en los pulmones. Debes expirar por mucho más tiempo del que aspiraste: cuanta hasta diez.

Concéntrate en esta expiración lenta y continua, imaginando que el aire viejo deja tu cuerpo y se va al universo.

Haz de éste un ejercicio de meditación imaginándote que mientras respiras tu cuerpo se llena de serenidad y claridad. Mientras expiras, imagínate que todo el estrés y las preocupaciones salen de tu cuerpo junto con el aire viejo, dejando espacio para cosas nuevas en tu vida.

yoga

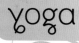

Estoy segura de que muchas de ustedes han oído hablar del yoga, aunque no lo hayan probado. Seguro, perece algo extraño: ¿por qué va a querer alguien doblarse con la forma de un pretzel y quedarse así durante un minuto o más? Pero yo llevo practicando yoga durante diez años y lo considero uno de los regalos más grandes de mi vida. La práctica del yoga Sivananda (una de las más antiguas) y viniyoga aumentan mi nivel de energía mientras me ayudan a relajarme. Intento hacer poses de yoga diariamente, y cuando puedo, voy a una clase. Puede ser difícil de conseguir con mi horario y los viajes, pero lo hago tan a menudo como puedo.

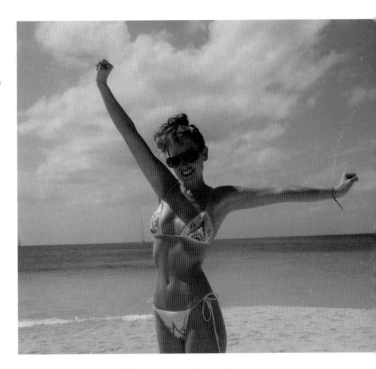

Hay varias prácticas diferentes de yoga, algunas centenarias o milenarias. El estilo de yoga que yo practico se llama viniyoga, y lo que lo diferencia de otros tipos de yoga es que pone un énfasis tremendo en la respiración y la esencia de uno mismo. El viniyoga es excelente para todos los niveles de habilidad, pero es especialmente bueno para los "novatos" porque las poses se adaptan a la habilidad de cada uno. Un buen instructor de yoga te ayudará a conseguir las poses y simultáneamente hacer los ejercicios de respiración, que te ayudarán a eliminar el estrés. Si necesitas reconectar y enfocarte, las poses y la respiración te ayudarán a centrarte, encontrar paz interior y equilibrio. El yoga pone tanto énfasis en el aspecto mental como el físico. Es un verdadero encuentro del cuerpo, la mente y el espíritu.

No tienes que practicar yoga necesariamente para sentir la conexión. Encuentra un ejercicio que te centre, algo que te haga sentir relajada y completa. Lo que más te convenga personalmente. Quizá correr te ayude. O dar largos paseos escuchando tu música preferida. No tienes que apuntarte a un gimnasio y comprometerte a cumplir una feroz tabla de ejercicios programada para conseguir los efectos de una gran actividad física. Caminar, estirarse, bailar (¡y buen sexo!) son maneras excelentes de poner tu cuerpo en movimiento.

También me gusta probar cosas diferentes como pilates o un nuevo aparato en el gimnasio. Mantiene en forma mi cuerpo y mi rutina de ejercicios interesante.

suéltalo

Empecé a hacer esto cuando tenía siete años: le escribía cartas a Dios contándole mis preocupaciones, mis dudas, mis pensamientos vergonzosos y mis miedos. Luego pongo la carta en un globo, lo lleno de helio y lo suelto en la atmósfera. Este ejercicio es para aprender a soltar todo lo que llevas dentro. Le estás pasando el control a un poder superior y descargando la responsabilidad de cambiarlo todo o llevar el peso del mundo sobre los hombros. Una amiga me dijo una vez que "se lo dijera y se lo dejara a Dios".

¡jugoso!

Éste es un libro de belleza, no un libro de dietas (que lo escribiré). Pero no me sentía cómoda escribiendo un libro de belleza sin decir que unas cejas fabulosas son tan importantes como un estado mental fabuloso; me sentiría como si estuviera ignorando mis creencias (y una investigación cada vez más amplia) si no hablara un poco de cómo lo que comes puede cambiar lo que ves delante del espejo.

No creo en las dietas locas ni en las modas pasajeras alimenticias, aunque siempre me gusta probar algo nuevo. Soy como la gran mayoría de las mujeres de lunes a viernes: intento mantener una rutina equilibrada y saludable de alimentación. En los fines de semana me doy algo más de espacio, ¡y flan! Pero intento no pasarme, porque no hay nada peor que la depresión post-banquete. No merece la pena.

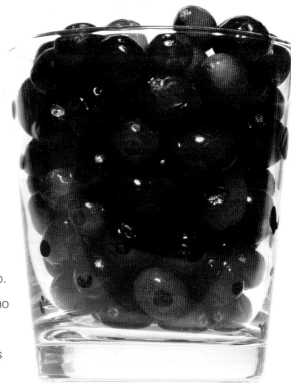

Un truquito que tengo para volver al redil (o mantenerme) es el jugo. No, no hago ayunos tomando sólo jugos, hago jugos que son como brebajes. Son geniales, sobre todo cuando tengo demasiada prisa para comer una ensalada o cuando quiero limpiar el sistema. Éstas son mis dos recetas favoritas:

jugo popeye

Es una bebida a base de verduras, pero la puedes mezclar con algo de fruta si te apetece.

AGARRA TODO LO VERDE que encuentres en el refrigerador: espinacas, apio, peras, manzanas verdes, incluso jalapeños. Añade algo de color si te atreves: rábanos, jengibre, un diente de ajo.

MÉZCLALO todo en una licuadora.

BEBE. No lo pienses demasiado y bebe el jugo como si fuera un "shot" de tequila. El jugo Popeye no te da resaca. ¡Te lo prometo!

jugo para desintoxicar

Lo ideal sería exprimir el jugo tú misma, porque los jugos concentrados tienen un alto contenido en azúcar y conservantes; pero si no puedes, el de cartón también sirve.

UNA TAZA de jugo de naranja.

UNA TAZA de jugo de piña.

UNA CUCHARADA PEQUEÑA de jengibre fresco, a trocitos.

MÉZCLALO en la licuadora.

¡BÉBELO!

consejos para una dieta saludable

Intento comer con moderación, incorporando factores en mi dieta que mejoran la belleza, como los siguientes:

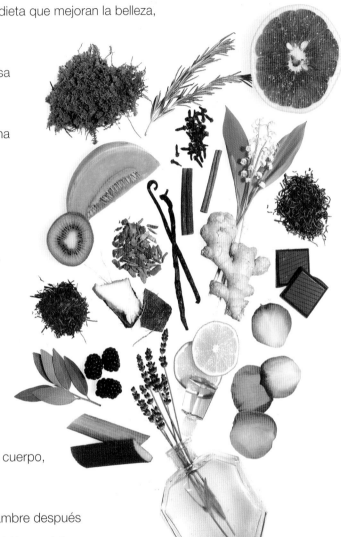

❋ El pescado graso como el salmón contiene ácidos de grasa esenciales que iluminan la piel.

❋ Agua, que mantiene la piel hidratada desde dentro y elimina toxinas que causan, entre otras cosas, acné.

❋ Verduras frescas, altas en cantidad de antioxidantes que combaten los radicales libres.

❋ Los granos enteros, como el pan integral, el arroz integral, la kinua y la avena.

❋ La fruta. De todo tipo y color, todos los días.

Entre los alimentos que evito:

❋ Los alimentos procesados con toneladas de elementos químicos que hasta me cuesta pronunciar.

❋ Demasiada cafeína. El café es un diurético y deshidrata el cuerpo, que a su vez seca la piel.

❋ Harinas blancas y refinadas, que no sólo me dejan con hambre después de comerlas sino que me hinchan. Este tipo de harina también contribuye a la inflamación de la piel.

❋ Grasas saturadas.

❋ Azúcar blanca y refinada.

Como llevo una vida tan ajetreada, cambiando de zona horaria y clima todos los días, no puedo siempre estar segura de que ingiero las vitaminas y los minerales que mi cuerpo necesita para mantenerse sano y fuerte. De hecho, creo que los complementos vitamínicos son una forma genial de mejorar la salud general, la apariencia del cabello, la piel y las uñas. Aquí tienes algunos ejemplos que quizá quieras considerar:

VITAMINAS C Y E, ÁCIDO ALFA LÍPICO, TÉ VERDE Y COQ10 Todos son antioxidantes, que te ayudan a combatir los radicales libres que causan el envejecimiento. Ayudan a mantener el nivel de colágeno y la elastina (que rellenan e hidratan tu piel de forma natural) y ayudan a retrasar la aparición de líneas finas. Añade antioxidantes a tu dieta también, comiendo gran cantidad de verduras y bebiendo té verde.

VITAMINAS B Además de impulsar tu energía, las vitaminas B ayudan a reforzar el cabello y las uñas. Una deficiencia de vitamina B en tu dieta resultará en uñas que se quiebran y una piel que no responde.

ÁCIDOS GRASOS OMEGA-3 Yo tomo cada día tres suplementos de ácido omega. Los ácidos omega tienen muchos beneficios, desde bajar el colesterol hasta no caer en depresión. Este suplemento es imprescindible y le resultará familiar a cualquiera que recuerde las cucharadas de aceite de bacalao en su infancia. Créeme: los suplementos saben mucho mejor. Las últimas noticias dicen que los ácidos omega ayudan a calmar la piel irritada y que incluso pueden mitigar el acné, la soriasis y el eccema.

PROBIÓTICOS Conseguirlos es fácil: come un yogurt orgánico al día. Los probióticos son bacterias "amistosas" que ayudan a equilibrar el nivel de levadura en tu cuerpo. Puedes conseguirlos en suplementos vitamínicos si no te gusta el yogurt o te hace daño en el estómago.

ZINC Yo siempre tengo a mano pastillas de zinc en cuanto creo que voy a tener un resfriado. El zinc también es beneficioso para la piel: puede regular la producción de aceite y reducir la apariencia de erupciones de acné.

consejos de Thalia:

✳ Busca tiempo para ti misma

✳ Piensa en cosas positivas

✳ Devuelve algo a la comunidad

✳ Sigue un plan de alimentación sano que te convenga

✳ Bebe mucha agua

✳ Usa los consejos de este libro

✳ ¡Conquista el mundo!

Bueno, ya te he dado las herramientas para sacar

el máximo provecho de tu belleza. Ahora ya sabes que la belleza duradera sale de dentro, de los pensamientos positivos y las acciones positivas. El resto es como los adornos del árbol de Navidad: brillan y relucen, pero si no cuelgan de un árbol sano no valen nada.

Deja que la belleza esté siempre presente en tu vida, guiándote durante las épocas de cambio y ayudándote a ser atrevida. No tengas miedo de probar cosas nuevas que te inspiren. Porque vida, sólo hay una, cariño.

Mucho amor y mucha luz,

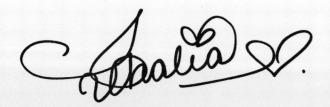

agradecimientos

Nuestro agradecimiento a ...

Nuestros fotógrafos y sus colaboradores:

RICHARD MCLAREN
Liselle McReynolds, Michael Labica, Todd Stone, y Frank Roller

ALEX CAO
Jen Joyce Davis, Hiroki Sakamoto, y Bonnie Winston

GEORGE HOLZ
Alexis Tolbert

KEVIN MAZUR
Todos en Wireimage, especialmente Justin Weiss,
Rodrigo Varela, Lester Cohen, Gregg Deguire, y Dimitrious Kambouris

ALBERTO TOLOT
Dominique Cole

MICHAEL BIONDO

TORKIL GUDNASON
Judy Casey

MARK LIDDELL

CARLOS SOMONTE

ALFONSO PEREZ BUTRONE

STEVEN SHAW
Icon Photo: Kendra Kabasele y Anna Lambrix

JIMMY IENNER JR.

ANTOINE VERGLAS
Anouck Bertin

STEVE SANDS

Nuestros maquilladores:
Sidney Jamilla
Billy B
Thalia Sodi
Alfonso Waithsman
Clorinda Vitale
Lucky
Shoukefeh Azary

Nuestros peluqueros:
Luis Beltran / Blinkmanagement.com
Peter Butler
Joaquin Hortal
Luis Guillermo
Henry Ospina

Nuestros estilistas:
Eric Archibald
David Zambrana
Cory Parker

Nuestras modelos:
Next Model Management: Kristeen Arnold, Agbani Darego, Natalia Luchinina
Veronica Acosta
Christina Anderson
Yana Radha
Jennifer Vidal
Kristina Collado

Nuestros expertos colaboradores y sus afiliados:
Amy E. Newberger, M.D., fundadora Dermatology Consultants of Westchester, autora de
Looking Good at Any Age
David Colbert, M.D., fundador New York Dermatology Group
Joy Bauer, MS, RD, CDN, Joy Bauer Nutrition

Nuestros donantes generosos de producto:
M•A•C Cosmetics y Christine Serrao
Mally Beauty y Mally Roncal y Jim Enderato

Nuestros coordinadores de producción:
Mark Mulvey y Christian Martin

Con agradecimiento especial a Daisy Fuentes por su apoyo, disposición y energía
contagiosa; a Petra Nemcova por su amabilidad e inspiración; y a Gloria Estefan por
su leal amistad y cariño.

Con agradecimiento a Lisette Lorenzo de EMI Music para su ojo artistico y dedicación.

Y a todos en Chronicle Books por su entusiasmo y gran trabajo, especialmente a Jodi
Warshaw, Kate Prouty, Aya Akazawa, River Jukes-Hudson, Doug Ogan, y Tera Killip.

Y, por supuesto, a Tommy Mottola, Belén Aranda-Alvarado, Joanne Oriti, EMI music,
Virgin Records, *Ocean Drive En Español*, *Glamour Latinoamerica*, Peggy Regis L.Ac., P.C.,
Yudelka Marin, Patricia Sanzone, Yolanda Miranda, Ernestina Sodi, Ruth Roche, Denise
Markey, Rita Hazan, Troy Surrat, Matine, Rebecca Restreppo, Oribe, Laurentius Purnama,
Roberto DiCuia, Kenmark Eyewear, Hershey's, Gina Eppolito, LPG One, Carol's Daughter,
Kim Jackwerth, Rob Kos, Rachel Turner, Mariela Perez, y Nora Jacobs.

Mucho amor y muchas gracias a todos los que han asistido a mis firmas y actos. Su
apoyo todos estos años lo significa todo para mi. ¡Todo mi amor para todos!

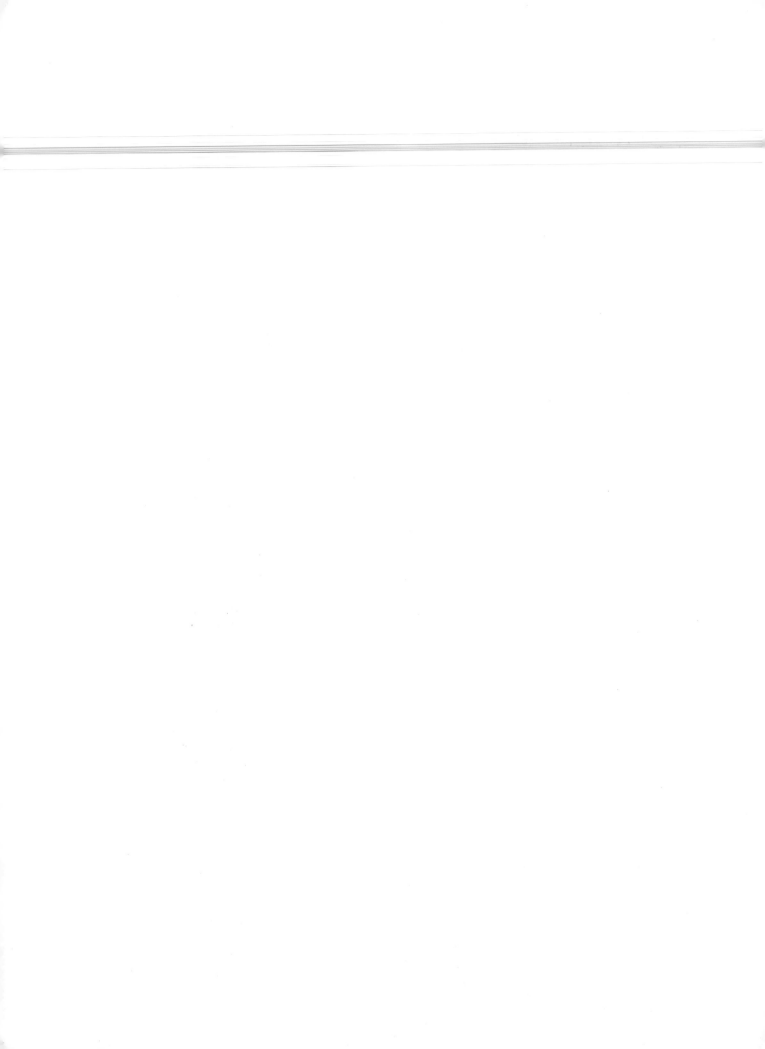

Índice alfabético

derechos de las fotografías

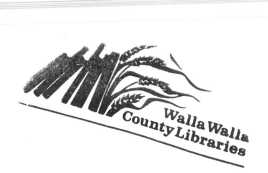

Walla Walla
County Libraries